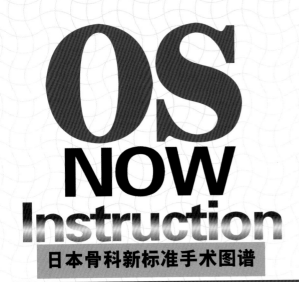

OS NOW Instruction

日本骨科新标准手术图谱

24

U0203834

丛书总主译
｜ 伟
潭医院

册主译

张卫国 李 杰 吴春明
大连医科大学附属第一医院

膝关节疑难病症的手术技术
解决日常诊疗中的困惑

丛书主编
〔日〕岩本幸英
〔日〕安田和则
〔日〕马场久敏
〔日〕金谷文则

本册主编
〔日〕安田和则

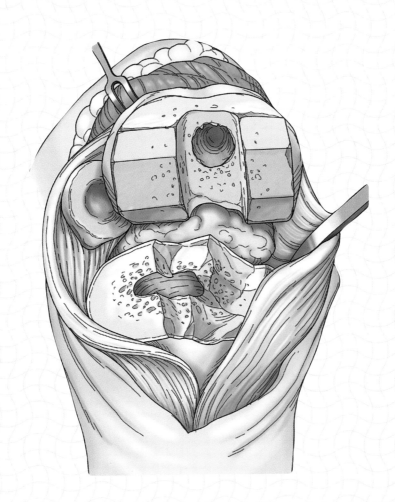

河南科学技术出版社
•郑州•

OS NOW Instruction No.24
SURGICAL PROCEDURES FOR OBSTINATE DISEASE CONDITIONS
© KAZUNORI YASUDA 2012
Originally published in Japan in 2012 by MEDICAL VIEW CO.,LTD.
Chinese translation rights arranged with MEDICAL VIEW CO.,LTD.
through TOHAN CORPORATION,TOKYO.

日本MEDICAL VIEW授权河南科学技术出版社
在中国大陆独家发行本书中文简体字版本。
版权所有，翻印必究。
豫著许可备字-2015-A-00000171

图书在版编目(CIP)数据

膝关节疑难病症的手术技术 /（日）安田和则主编；张卫国，李杰，吴春明译. —郑州：河南科学技术出版社，2019.12
（日本骨科新标准手术图谱）
ISBN 978-7-5349-9718-1

Ⅰ.①膝… Ⅱ.①安… ②张… ③李… ④吴… Ⅲ.①膝关节－外科手术－图谱 Ⅳ.①R687.4-64

中国版本图书馆CIP数据核字（2019）第218955号

出版发行：河南科学技术出版社
　　　　　地址：郑州市郑东新区祥盛街27号　　邮编：450016
　　　　　电话：（0371）65788625　65788613
　　　　　网址：www.hnstp.cn
策划编辑：李喜婷　仝广娜
责任编辑：胡　静
责任校对：牛艳春
封面设计：宋贺峰
责任印制：朱　飞
印　　刷：河南博雅彩印有限公司
经　　销：全国新华书店
开　　本：890mm×1 240mm　1/16　　印张：10.75　　字数：320千字
版　　次：2019年12月第1版　　2019年12月第1次印刷
定　　价：128.00元

参译人员名单

◆ **主译**

张卫国	大连医科大学附属第一医院
李　杰	大连医科大学附属第一医院
吴春明	大连医科大学附属第一医院

◆ **副主译**

孙　刚	大连瓦房店市中心医院
于振和	大连市旅顺口区中医医院

◆ **参译人员**

张卫国	大连医科大学附属第一医院
李　杰	大连医科大学附属第一医院
吴春明	大连医科大学附属第一医院
孙　刚	大连瓦房店市中心医院
于振和	大连市旅顺口区中医医院
邹吉扬	大连医科大学附属第一医院
田　康	大连医科大学附属第一医院
余　凯	大连医科大学附属第一医院

执笔者一览

◆ 主编

北海道大学研究生院医学研究科运动功能重建专业教授	安田和则

◆ 执笔者

长野松代综合医院总院院长	秋月　章
爱媛大学医学研究院运动功能重建专业教授	三浦裕正
阪和第二泉北医院阪和人工关节中心主任	格谷义德
日本医科大学研究生院医学研究学科外科系感觉运动功能重建专业	饭泽典茂
日本医科大学研究生院医学研究学科外科系感觉运动功能重建专业主任教授	高井信朗
川口工业综合医院理事长、名誉院长	星野明穗
横滨市立大学研究生院医学研究学科运动系统疾病专业（骨科）讲师	小林直实
横滨市立大学研究生院医学研究学科运动系统疾病专业（骨科）	小林秀郎
横滨市立大学研究生院医学研究学科运动系统疾病专业（骨科）教授	斋藤知行
北海道大学研究生院医学研究学科运动功能重建专业讲师	北村信人
北海道大学研究生院医学研究学科运动功能重建专业教授	安田和则
帝京大学医学部骨外科学系副教授	渡部欣忍
横须贺市立市民医院关节外科中心主任	竹内良平
横滨市立大学名誉教授	腰野富久
福冈骨科医院理事长、院长	王寺享弘
庆应私立大学医学部运动医学综合中心教授	松本秀男
北海道大学研究生院医学研究学科人工关节 – 再生医学系特聘教授	真岛任史
神户大学研究生院医学研究学外科学系骨外科讲师	秋末敏宏

中文版序言

日本的古代医学主要从中国学习。到了近代，西方国家的产业革命带动了科学的巨大进步。明治维新后，日本迅速调整医学学习方向，转为向西方国家学习，取得了很大成功。在骨科领域，日本一直紧跟西方现代医学的脚步，同时发挥日本民族细致严谨的作风，在现代骨科领域独树一帜，取得了辉煌成就。

本丛书由日本骨科学会理事长、九州大学研究生院医学研究院临床医学部骨科学教授岩本幸英等担任主编，图文并茂，全面描述骨科各领域手术的最新技术，适合我国广大骨科医生阅读参考，特别是对于缺少高水平骨科正规培训的医生，本丛书有助于其补充相关知识。

本丛书具有两大特点：

第一，专业划分细致。目前引进的有28个品种，涉及脊柱、手术导航、关节镜、关节置换、关节重建、骨折、运动损伤等多个专业。本丛书在日本还在不断推出新的品种。

第二，简明易学。介绍某项具体手术时，手术步骤明确，并在醒目位置写明"手术技巧及注意事项""难点解析""术后并发症及处理对策"等，便于读者快速掌握手术技巧。

为保证翻译质量，我们遴选了国内优秀的日语专业骨科医生承担翻译，这些译者分别来自北京积水潭医院、中日友好医院、北京医院、中日联谊医院、吉林大学第一医院、中国医科大学附属盛京医院、苏州大学附属第二医院、大连医科大学附属第一医院等医院。对翻译过程中发现的问题，他们辗转与日本原作者联系，力求准确地传达专业知识。

在此，首先要感谢岩本幸英教授及日本MEDICAL VIEW出版社的帮助，也要感谢参与翻译的各位骨科教授、医生及其他工作人员，以及河南科学技术出版社的努力。相信本丛书能够成为广大骨科医生的好朋友。

书中翻译可能存在不妥之处，恳请读者予以指正。

田伟

北京积水潭医院

序 言

由我来主编日本骨科新标准手术图谱第24卷《膝关节疑难病症的手术技术》一书，感到不胜荣幸。"对于疑难病症的手术及高端技术的相关知识，只要一部分人掌握就可以了"的观点是不正确的，准确地说，骨科医生面对某种疾病、病变时实施何种手术，需要在了解该疗法相关的完整手术治疗体系的基础上，清楚自身手术技术的局限性，并在自己的能力范围内努力做到最好。鉴于各种各样膝关节手术广泛开展的当今社会，本着达成上述目的的想法，我们编写了此书。本书内容是从事膝关节手术的所有骨科医生都必须掌握的知识，也是有志于成为膝关节专科医生的各位年轻骨科医生们在不远的将来必须掌握的临床技能。

本书内容包括人工膝关节置换术中的高端技术、人工膝关节翻修手术中的高端技术、人工膝关节置换术后感染的手术治疗、针对各种关节病变的手术技术四大部分。近年来在骨科领域，人工膝关节置换术已经成为广泛开展的常规手术，但是，"人工膝关节置换术并不是一个简单的手术"这一本质并没有发生变化，初次手术不成功最终不得已实施翻修手术的病例开始增多。初次手术不成功的原因各种各样，最常见的原因不但有手术技术问题，也有对人工关节置换术相关的基本原理认识不足的问题。对于前者需要充分加强基本手术技术的训练，而后者则需要提高基本理论的知识水平。术者会面临各种病理变化的挑战，所以必须在掌握高端技术相关知识的基础上，客观评估自己的技术能力，对拟要治疗的病例做出细致的术前计划。忽视了这一点，就为手术失败埋下了伏笔。希望本书能够为避免上述问题的发生有所助力。另外，《针对各种病变的手术疗法》中叙述了骨科医生单纯通过手术疗法可以改善预后的手术技术，换句话说，就是骨科医生不得不实施的外科手术。这里不仅讲述了实施手术的骨科医生必须掌握的知识与技术，对于术后随访过程中发生各种问题时的分析探讨，以及与其治疗相关的最新知识与技术都做了详细论述。骨科手术医生有必要掌握这些知识与技术，并进一步积累临床应用经验。本书内有丰富的插图，相信这对于更好地理解手术技术要点会有所帮助。

在本书策划过程中，我们邀请了各领域活跃于临床一线的专家们，委托他们撰写了长期临床积淀所总结的手术技术要点或最先进的治疗方法与思维方式等。他们在百忙之中爽快答应，用心撰写了相关知识与技术，本人也借此机会向各位编者们表示感谢。

最后，拜托骨科的各位医生们，在日常诊疗过程中遇到困惑问题时能翻开本书，希望对大家多少会有所帮助。

安田和则

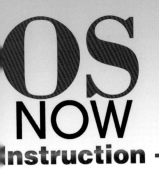

膝关节疑难病症的手术技术
解决日常诊疗中的困惑

人工膝关节置换术中的高端技术

伸直位僵硬膝的人工全膝关节置换术（TKA）

长野松代综合医院总院院长　秋月　章

伸直位僵硬膝的定义

关节活动度显著受限的膝关节一般称为"僵硬性膝关节（stiff knee）"，活动度减小伴有疼痛的所谓"僵硬性膝关节"包括屈曲挛缩性膝关节、强直膝、伸直位僵硬膝等。

一般僵硬性膝关节分类如下[1]：

（1）高度僵硬：活动度在30°~45°。

（2）中度僵硬：活动度在45°~70°。

（3）轻度僵硬：活动度在70°~90°。

其中伸直位僵硬膝的活动度改善最为困难。轻、中度僵硬病例，通常可以通过稍广泛的软组织松解与瘢痕切除得到功能改善，但高度僵硬病例多需要进行包括骨膜下周围组织在内的大范围松解与瘢痕切除，有时甚至需要行挛缩的伸膝装置的延长手术。

本章以一例活动度为35°的高度伸直位僵硬膝患者为例，详述应用后交叉韧带保留型（CR）假体的全膝关节置换术（TKA）的操作技术。

手术适应证

能够明确认定为由膝关节畸形疼痛及活动度受限所导致的行走不便病例，均为本手术的适应证。

*禁忌证：继发于化脓性关节炎病例、反射性交感神经营养不良综合征（RSD）。原则上反射性交感神经营养不良综合征所导致的关节僵硬为手术禁忌证。

反复多次手术的病例，要详细探究其术前疼痛、挛缩的原因及皮肤状况等，在明确病因的前提下可以列入适应证范畴。

总之，术前活动度严重受限的病例，会存在以下情况：

（1）术后很难获得显著的功能改善。

（2）伸膝装置需要进行外科处理的病例，恢复需要更长的时间。

（3）术后肿胀、血肿、切口延迟愈合等并发症的发生率较高。

（4）这一类病例随着术后病程的延长，术后得到改善的活动度存在进行性减小的趋势。

所以，患者需要为了维持关节活动度进行持续不懈的训练。手术的难度越大，则意味着患者的满意度越低。但往往术前的症状越差，患者及其家属对手术的期待值反而越大。将这些情况向患者及其家属进行充分说明，获得理解，是避免术后产生纠纷的重要环节。

选用的人工关节的种类包括后交叉韧带替代型（PS）假体及保留型（CR）假体两大类，两者各有利弊。笔者从保留人体最大、最牢固的后交叉韧带将有利于术后关节稳定的角度考虑，选择使用CR假体。另外，对于术野显露困难的病例主要采用股四头肌腱部位的相关技术解决，由于胫骨粗隆截骨方法需要联合术后的再固定技术，所以笔者没有采用。

手术适应证之外的僵硬性膝关节，目前还没有有效的治疗手段。

术前准备

◆ 检测麻醉后未上止血带时的活动度、皮肤血运状况

检测麻醉后未上止血带时的活动度（此活动度为客观真实活动度）并进行记录（可能的话拍摄照片留存），这是必不可少的步骤（**参照典型病例影像：术前①**）。

检查未上止血带时的皮肤状况、血供情况，以判定切口的部位及是否使用止血带（特别是多次手术的病例更要注意）。

◆ 检查髌骨、韧带及髌韧带情况

检查髌骨的活动度，了解胫、腓侧副韧带及交叉韧带有无挛缩或松弛。根据X线片观察髌骨的位置，从髌韧带短缩的状况预测伸膝装置、软组织所需要松解的程度及髌骨外翻的难易程度。

伸直位僵硬膝手术通常创伤较大，最好选用全身麻醉。在麻醉状态下尝试行适度的手法松解后再次检查活动度。

手术步骤

1 皮肤切口

2 术野的显露

3 选择行股四头肌腱（股直肌腱）斜切以延长伸膝装置的判定标准及髌骨的外翻

4 切除骨赘以解除对胫侧副韧带的压迫

5 股骨侧外科内外上髁间轴线（SEA）的确定与股骨截骨

6 胫骨近端截骨

7 内、外侧和屈、伸膝间隙平衡的确认

8 骨移植、假体植入准备及髌骨轨迹的确认

9 假体的植入

10 关闭切口

11 止血措施

【病例】具备手术适应证（术前）

65岁，女性。

主诉：双膝疼痛。

现病史：约10年前出现右膝疼痛，在外院接受了关节镜下手术，疼痛没有缓解反而加重。此后左膝也出现疼痛症状，接受了关节内注射等保守治疗方法，但关节畸形、疼痛仍进行性加重，并出现明显的关节活动受限，因此来我科就诊。

ⓐ单纯X线正位片。站立位股胫角（FTA）：200°/200°，明显内翻畸形。

ⓑ单纯X线侧位片。可见明显的低位髌骨影像。

ⓒ髌股关节的退变也比较严重。

关节活动度（ROM）：0°~10°~45°/0°~10°~45°（高度伸直位僵硬）。术前肌力（Sybex Ⅱ）：伸膝肌力38/30ft.lbs，屈膝肌力31/26ft.lbs。JOA（日本骨科协会评估治疗）评分：35/35分。膝关节评分（knee score）：0/0分。功能评分（functional score）：30/30分。为明显的内翻畸形等关节炎表现伴有关节疼痛的僵硬性膝关节（高度伸直位僵硬膝），可以排除RSD。

ⓓROM为10°~55°，与麻醉前比较有10°改善，属于重度挛缩。

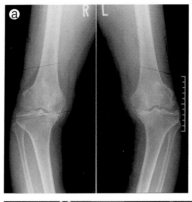
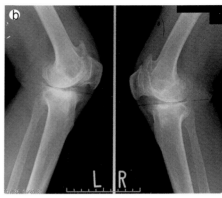
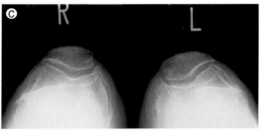
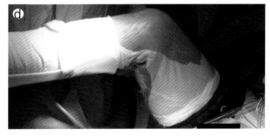

手术操作技术

以右侧膝关节手术为例（左侧操作基本一致）。

1 皮肤切口

本次手术后的关节活动度与术前相比会有所增加，前方皮肤的张力也会增大，因此需要考虑皮肤血供的问题。常规选用膝前正中切口，但如果存在既往手术切口的话，则尽量沿用原切口以避免出现皮肤血供问题。

切口长度，近端至少达到可以行股四头肌腱（股直肌腱）斜切的位置，远端达到胫骨粗隆下方，手术时不必勉强，如有需要则应毫不犹豫进行切口的延长（**图1**）。

2 术野的显露

使用刀片紧贴伸膝支持带表面锐性游离皮瓣，尽量保留脂肪层的厚度，外侧皮瓣适度剥离以方便髌骨外翻操作。

关节囊的切开可以选择髌旁内侧入路法或者经股内侧肌入路法，这种入路便于之后的扩大显露（**图2**）。

首先使用手指插入髌骨下方，探查髌上囊的粘连情况，用手指做钝性剥离，创造操作空间（**图3**）。

手术要点及注意事项

使用手指做髌下间隙剥离时，为了避免胫骨粗隆部位髌韧带的撕脱，可以预防性地在该部位打入钢钉。

图 1　皮肤切口

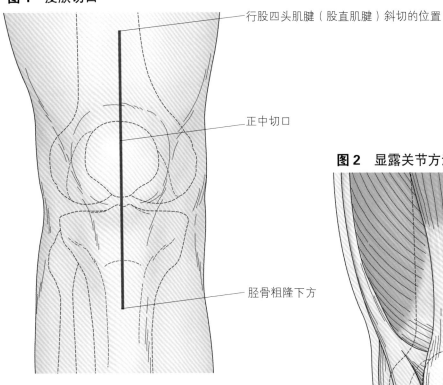

行股四头肌腱（股直肌腱）斜切的位置

正中切口

胫骨粗隆下方

图 2　显露关节方法

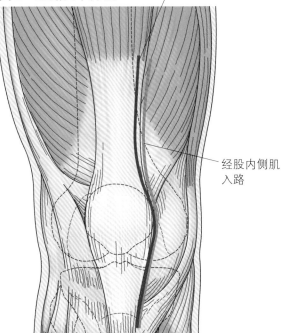

髌旁内侧入路

经股内侧肌入路

图 3　髌下间隙手指钝性剥离

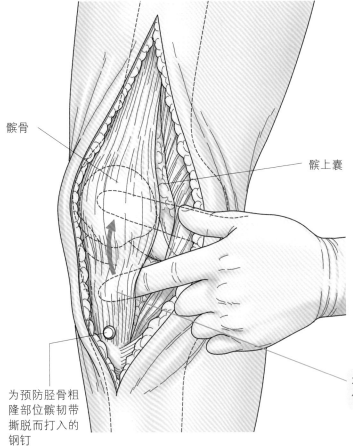

髌骨

髌上囊

为预防胫骨粗隆部位髌韧带撕脱而打入的钢钉

将手指插入髌骨下方，用手指做钝性剥离，创造操作空间

图 4 需要锐性、钝性剥离操作的部位

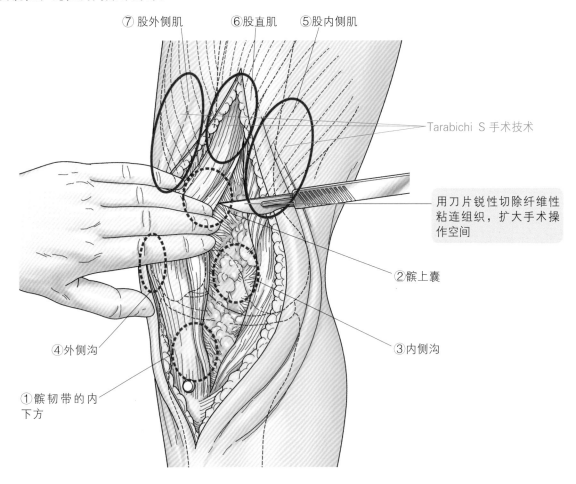

⑦ 股外侧肌　　⑥ 股直肌　　⑤ 股内侧肌

Tarabichi S 手术技术

用刀片锐性切除纤维性粘连组织，扩大手术操作空间

② 髌上囊

③ 内侧沟

④ 外侧沟

① 髌韧带的内下方

　　用刀片锐性切除①髌韧带的内下方、②髌上囊、③内侧沟、④外侧沟的纤维粘连组织，进一步扩大手术操作空间，检查屈曲角度的改善情况。锐性剥离结合手指钝性剥离⑤股内侧肌、⑥股直肌、⑦ 股外侧肌近端的粘连，逐步解除股四头肌的挛缩（**图4**）（Tarabichi S 手术技术）[2]，再次确认屈曲角度的改善并探查髌骨能否外翻，同时判断采用手法折曲恢复关节屈曲角度的可能性（**图5**、**图**5–1）。

　　胫侧副韧带深层止点要尽可能自骨表面锐性剥离，切除骨赘。剥离困难时可以用骨刀将韧带止点连同骨赘一并切离，插入Z形拉钩牵开（**图6**）。

手术要点及注意事项

平台外侧组织松解处附加小切口并插入拉钩，易于髌骨的外翻。

6

图5　判断髌骨能否外翻

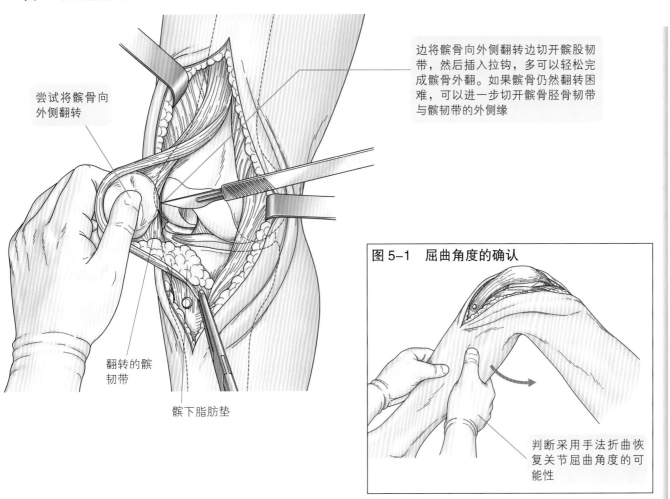

尝试将髌骨向外侧翻转

边将髌骨向外侧翻转边切开髌股韧带，然后插入拉钩，多可以轻松完成髌骨外翻。如果髌骨仍然翻转困难，可以进一步切开髌骨胫骨韧带与髌韧带的外侧缘

翻转的髌韧带

髌下脂肪垫

图5-1　屈曲角度的确认

判断采用手法折曲恢复关节屈曲角度的可能性

图6　胫侧副韧带深层止点的剥离与骨赘切除

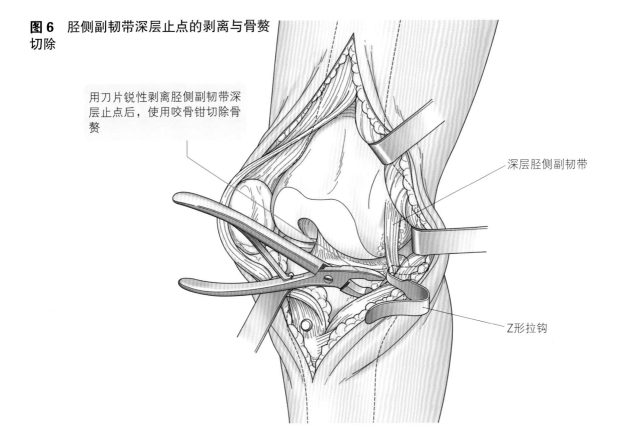

用刀片锐性剥离胫侧副韧带深层止点后，使用咬骨钳切除骨赘

深层胫侧副韧带

Z形拉钩

3 选择行股四头肌腱（股直肌腱）斜切以延长伸膝装置的判定标准及髌骨的外翻

如果髌骨无法向外侧翻转，用拉钩（Z形、Hohmann、MAP等）将髌骨牵向外侧，判断关节能否屈曲（**图7**）。如果不能，则选择行股四头肌腱（股直肌腱）斜切（**图7-1**），用拉钩将髌骨缓慢牵开翻转的同时，用尖刃刀锐性切除影响髌骨翻转的纤维肉芽组织，最终达到髌骨完全翻转及关节屈曲的目的。

通过钝性剥离及骨赘切除，逐步使关节屈曲角度达90°以上（**典型病例**中的关节活动度为0°~110°）。锐性切除瘢痕化的髌下脂肪垫，适度保留，不要让髌韧带直接外露。用骨刀切除股骨髁间部的骨赘（**图8**），切除不健康的前交叉韧带，检查后交叉韧带的整体状况（通常后交叉韧带存在挛缩但连续性尚好）。

棘手问题应对策略

内侧过紧不能翻转！

内侧因为粘连、挛缩等原因导致组织极度紧张，如果勉强屈曲有可能导致胫侧副韧带断裂或从股骨止点撕脱。此时要首先将股骨、胫骨侧胫侧副韧带下方的骨赘切除，扩大操作空间。如果仍未解决，可以在胫侧副韧带的附着部连同胫侧副韧带一起实施滑移截骨。手术后将软组织部分缝合固定即可（Engh G A[3]手术技术）（**图9**）。

图7 判断关节能否屈曲

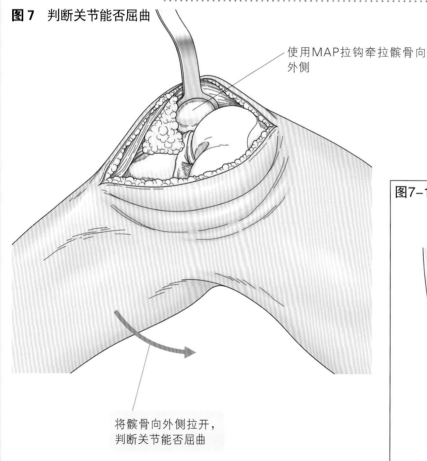

使用MAP拉钩牵拉髌骨向外侧

将髌骨向外侧拉开，判断关节能否屈曲

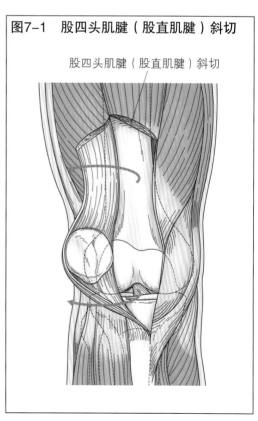

图7-1 股四头肌腱（股直肌腱）斜切

股四头肌腱（股直肌腱）斜切

图 8　股骨髁间骨赘的切除

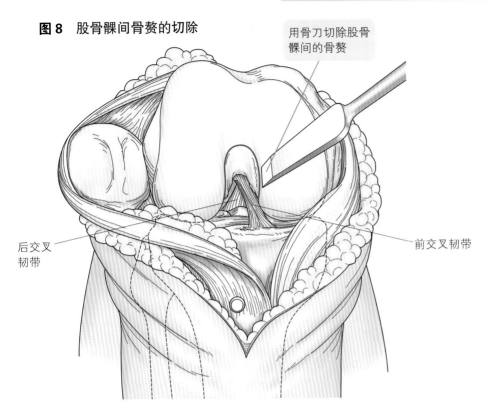

用骨刀切除股骨髁间的骨赘

后交叉韧带

前交叉韧带

图 9　股骨内上髁滑移截骨方法（Engh G A 手术技术）

前交叉韧带

后交叉韧带

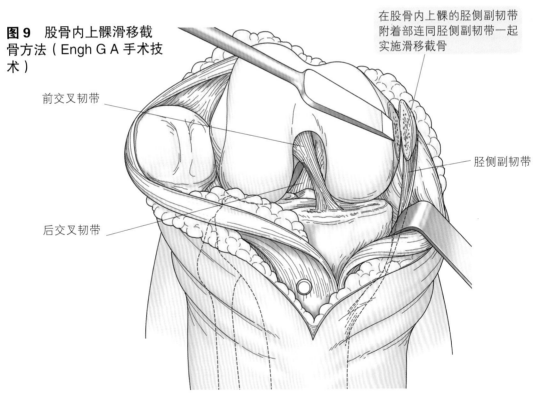

在股骨内上髁的胫侧副韧带附着部连同胫侧副韧带一起实施滑移截骨

胫侧副韧带

4 切除骨赘以解除对胫侧副韧带的压迫

　　股骨远端结构获得完全显露后，首先将内侧髁部位的骨赘使用咬骨钳、骨刀彻底切除，显露出正常骨边界。处理胫侧副韧带内侧部分尤其要慎重，建议使用骨刀清除。这一步骤可以解除骨赘对胫侧副韧带的压迫，增加关节的活动度（**图10**）。

　　髌股关节与外侧髁部位的骨赘也同样用咬骨钳、骨刀彻底切除，显露出原正常骨结构。

图 10　使用单刃骨刀切除内侧骨赘以解除其对胫侧副韧带的压迫

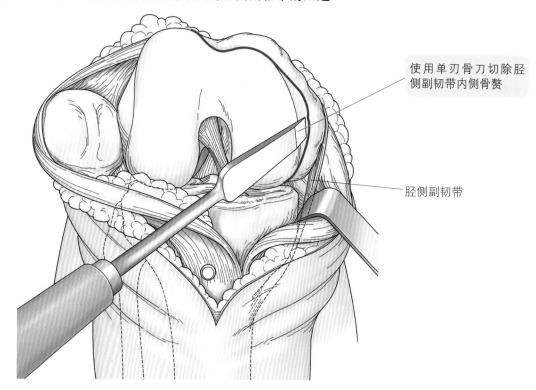

使用单刃骨刀切除胫
侧副韧带内侧骨赘

胫侧副韧带

5 股骨侧外科内外上髁间轴线（SEA）的确定与股骨截骨　

首先要确定对于股骨假体安放及髌骨稳定性都十分重要的旋转轴外科内外上髁间轴线（surgical epicondyle axis，SEA）（**图11**）的位置。在内上髁部位找到胫侧副韧带的附着部并用指尖触摸感知，标记其中心的凹陷点（**图11-1**）。拉开髌骨（向外侧翻转或牵拉至外侧均可），触摸确定外上髁的最高点并做一标记（**图11-2**），这一点即腓侧副韧带的附着点。安装SEA夹具。本病例选用的是NexGen CR HA-TCP™假体，所以使用确定NexGen™假体型号大小的模具来确定股骨假体部件的尺寸，然后设置股骨旋转轴的导向装置与SEA相一致（**图12**）。

使用截骨导向模具再度确认后髁的截骨量后，打入固定螺钉，安放5合1截骨导向模具。通过以上操作可以确保股骨截骨面与下肢机械轴垂直，旋转角度与SEA平行，然后完成股骨的全部截骨操作。按照解剖学指标确定股骨旋转角度是十分重要的步骤，有助于屈、伸膝韧带的平衡。

手术要点及注意事项

内侧髁中心部位在X线正位片上因为影像重叠很难认定，术中可以首先通过目视确定胫侧副韧带附着部的范围，然后再通过触摸找到中心的凹陷点。

外侧髁的中心点通过X线正位片易于认定，但术中因为软组织较厚，肉眼确定困难，可通过触摸最高点来确定。同时参考 Whiteside 线检查所确定的SEA 判断是否准确[4]。

图11 SEA、临床内外上髁间轴线（CEA）、股骨后髁轴线（PCA）、前后轴线（AP）的关系

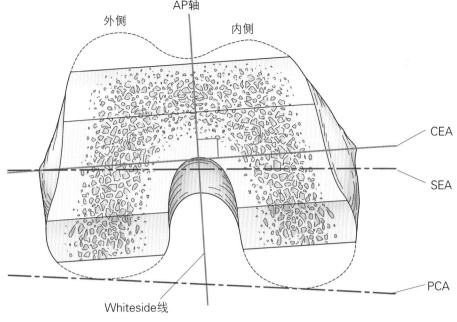

AP轴
外侧 内侧
CEA
SEA
PCA
Whiteside线

图 11-1 触摸内上髁

触摸骨性隆起中央部位的内上髁

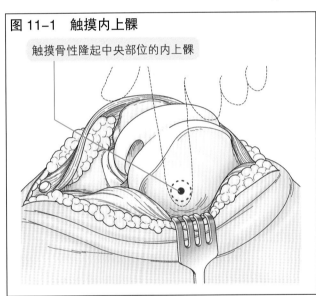

图 11-2 触摸外上髁

触摸腓侧副韧带附着部（最高点）的外上髁

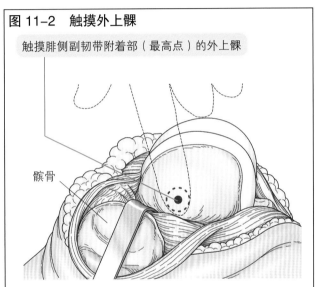

髌骨

图 12 SEA 夹具的安装

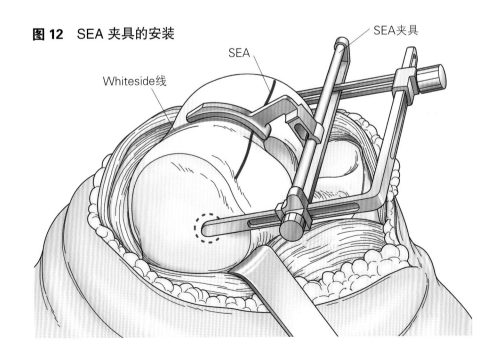

SEA夹具
SEA
Whiteside线

6 胫骨近端截骨

将PCL使用叉形拉钩牵开保护，将内侧支持结构包括胫侧副韧带整体自骨表面锐性剥离。剥离程度首先限定在能完成骨赘切除的范围内，如果畸形不能完全矫正，后期再追加远端的松解。内侧的骨赘切除可参考X线片，要切除彻底，直至正常骨边界。

确定胫骨关节面的截骨方向。笔者是以后交叉韧带附着点中心与胫骨粗隆内侧缘或内侧1/3处的连线作为截骨方向。确定此中心轴是做胫骨近端后倾截骨的重要步骤。安装髓外导向器，踝关节前方各参照点的选择要考虑到踝关节前后轴的外旋及中心点应在内、外踝连线中点略偏内侧等因素（**图13a**）。

截骨厚度的确定不能以内（外）侧平台骨缺损部位为参照点，一般以正常关节面下8~10mm或自髁间隆起下10~12mm为标准（**图13b**）。如果骨缺损较严重，超过截骨平面，可以行骨移植或选用金属垫块。

图 13 胫骨近端截骨

a.截骨方向的确定

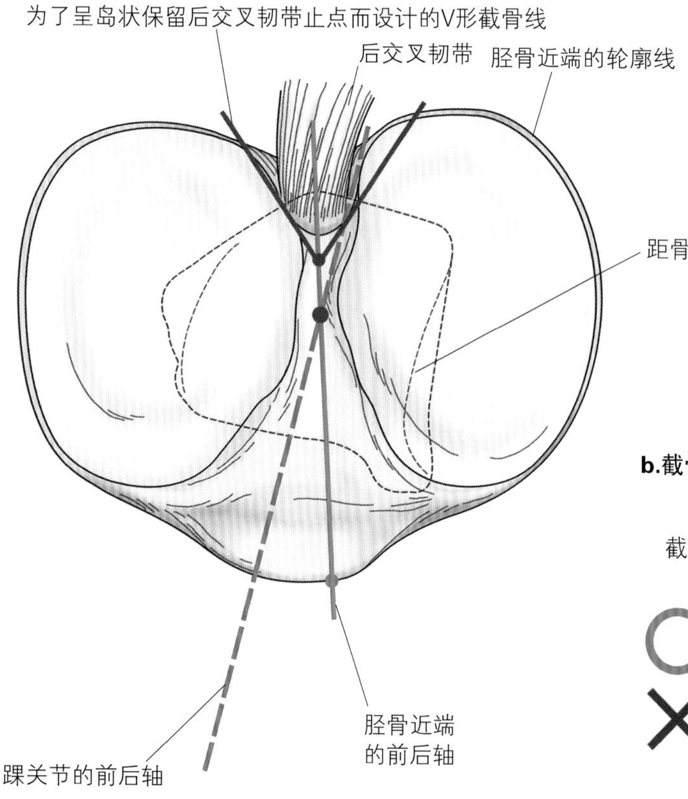

为了呈岛状保留后交叉韧带止点而设计的V形截骨线

后交叉韧带

胫骨近端的轮廓线

距骨位置的投影

踝关节的前后轴

胫骨近端的前后轴

b.截骨厚度的确定

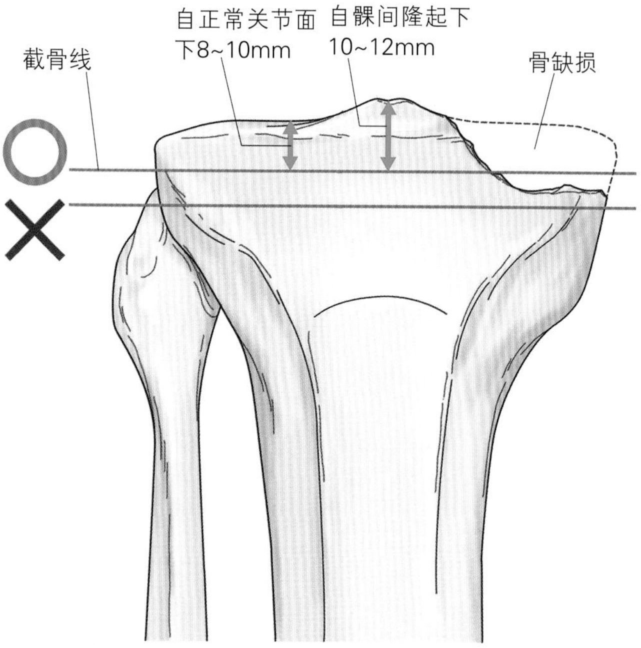

截骨线

自正常关节面下8~10mm

自髁间隆起下10~12mm

骨缺损

图 13 胫骨近端截骨（接上图）

c.防止摆锯损伤后交叉韧带的方法

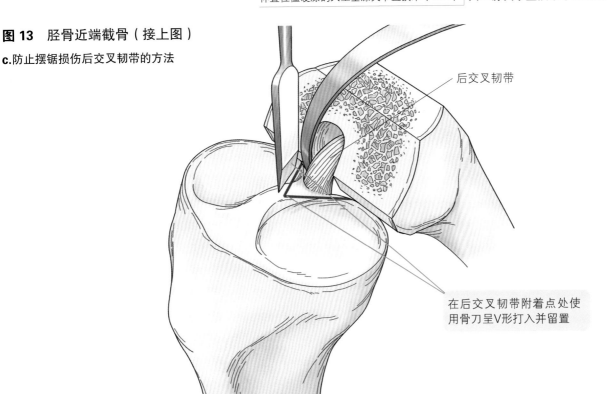

后交叉韧带

在后交叉韧带附着点处使
用骨刀呈V形打入并留置

手术要点及注意事项

为了使后交叉韧带的胫骨附着部呈岛状保留在原地，可以用骨刀在后交叉韧带附着部呈 V 形打入遮挡，以防止摆锯损伤后交叉韧带止点（**图 13c**）。因为胫骨近端为后倾截骨，所以后方较大的缺损截骨后多明显变小，若想要再稍微增加一点截骨量的话，可以将追加截骨器（截骨导向器）贴靠在截骨面上，维持原后倾角度，逐步截除多余骨量。

7　内、外侧和屈、伸膝间隙平衡的确认　　重点

对合股骨远端与胫骨近端的截骨面，检查下肢机械轴线的正确与否（截骨面的准确与否）。然后在伸直位、屈曲90°位进行徒手牵引，检查间隙的平衡、软组织的张力情况。当软组织平衡或屈、伸膝间隙不对称时要对其原因做出判定。

接下来使用间隙平衡器并施加一定的负荷，测量伸直位的间隙并检查软组织平衡情况（**图14a**）。笔者使用的是Sulzer公司的间隙平衡器，所以内、外侧的不平衡是以角度的形式表示。屈曲90°位并维持大腿水平、小腿自然下垂状态下安装间隙平衡器，同样进行间隙的测量与软组织平衡检测（**图14b**）。内侧稍紧、屈伸间隙一致或屈曲间隙有1~2mm的松弛是允许的。

当内、外侧间隙不平衡，内侧过紧时：

（1）检查胫骨截骨面内侧缘是否过大，以及追加切除。

（2）将胫侧副韧带与鹅足囊整体袖套样剥离至胫骨后方。

（3）按照上述顺序进行松解，如果仍然残留屈曲位的不平衡，则使用摆锯切除股骨后髁超出假体试模边缘的骨质，连同纤维性粘连的后方关节囊一起切除或松解（这一操作对于屈曲角度的改善也有效，所以是不可缺少的步骤。后方关节囊的松解在此节点进行，无须在之前常规实施）。

图 14 使用间隙平衡器进行软组织平衡检测与间隙测量

a.伸直位软组织平衡检测与间隙测量

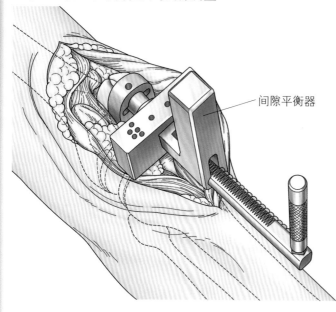

间隙平衡器

b.屈曲位软组织平衡检测与间隙测量

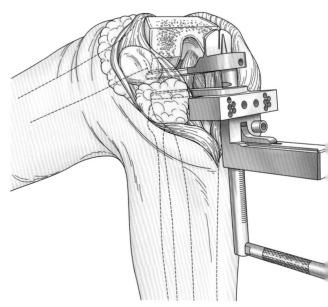

　　（4）保持后交叉韧带与胫骨止点的连续性，V形打入骨刀至骨膜下，使其呈悬浮状态（**图15a**）。必须保证骨膜的连续性（Akizuki S 手术技术）[5]。

　　安装胫骨试模（聚乙烯垫片的厚度为间隙的测量值减去金属假体的厚度），被动行关节屈伸活动，使后交叉韧带止点骨块浮动上移来获得间隙的平衡。按照上述顺序调整间隙与软组织平衡。最后，在浮动上移的后交叉韧带止点截骨部位行松质骨植骨（**图15b**）[5]。

手术要点及注意事项

解剖学标志

　　采用 SEA 来确定股骨假体部件旋转角度的方法也适用于外翻膝的手术（间隙平衡法较难把握）。另外，这种方法也不会发生以后髁轴为参照时可能导致内、外旋颠倒的错误。韧带为黏弹性结构，会随着时间的推移而发生变化，但骨结构的最大特征是恒定不变。为了获得准确的 SEA，内、外上髁定位点的触摸十分重要，同时需要参照 Whiteside 线及术前的 X 线片，不断积累经验，以确保定位点的准确。

图 15　通过后交叉韧带胫骨止点调整间隙平衡（Akizuki S 手术技术）
a.后交叉韧带胫骨止点的浮动上移

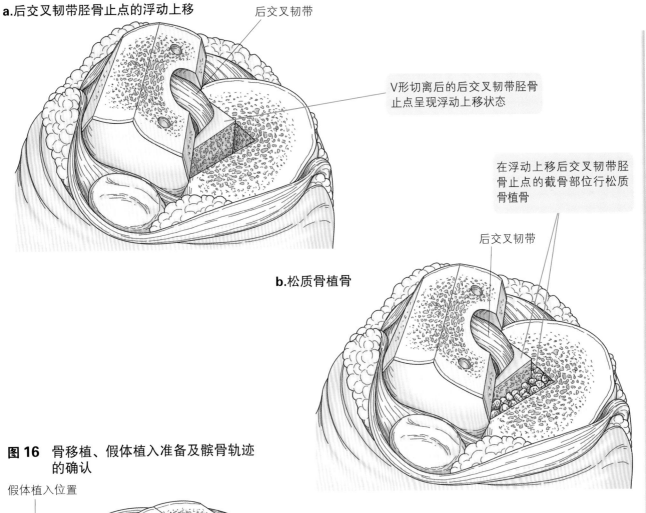

后交叉韧带

V形切离后的后交叉韧带胫骨
止点呈现浮动上移状态

在浮动上移后交叉韧带胫
骨止点的截骨部位行松质
骨植骨

后交叉韧带

b.松质骨植骨

图 16　骨移植、假体植入准备及髌骨轨迹的确认

假体植入位置

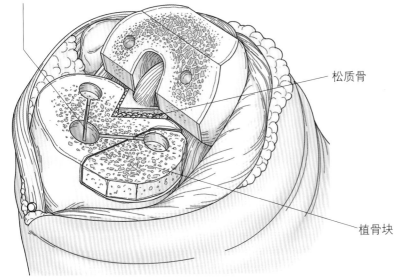

松质骨

植骨块

8　骨移植、假体植入准备及髌骨轨迹的确认

　　软组织平衡调整完毕，则开始胫骨骨缺损的植骨（**图16**）等假体安装前的准备。若选择行髌骨置换则行髌骨的磨锉，安装全部的试模，将翻转的髌骨复位，并在髌内侧支持带处缝合1针，观察屈曲及伸直的角度。在不施加外力情况下关节屈曲的角度可以认为是术后自然条件下屈曲角度的最大值（**典型病例**中的活动角度为0°~110°）。

为了防止骨水泥填充进入V形截骨部位，要确保松质骨的可靠植入。

胫骨假体部件选用带延长杆的生物型固定假体，内侧骨缺损部位的植骨块通过后方的小圆孔可以获得有效固定，同时也是为了避免螺钉的引力遮挡效应，所以不使用螺钉固定。安装适宜厚度的聚乙烯胫骨垫片（**典型病例**中的厚度为17mm），然后让助手在屈膝位持续牵引小腿，将股骨假体部件打击安装到位，过程中注意不要刮碰聚乙烯胫骨垫片（**图17**）。

髌骨假体使用骨水泥、髌骨夹持钳固定。

> **手术要点及注意事项**
>
> CR假体采用生物型固定具有一定优势。股骨侧假体如果使用骨水泥固定，因为需要将多余的骨水泥清除，所以聚乙烯垫片是在最后步骤安装。而生物型固定因为可以先安装聚乙烯垫片，所以在更加准确地调整屈曲－伸直位的偏心距方面十分有利。

图 17 假体的植入

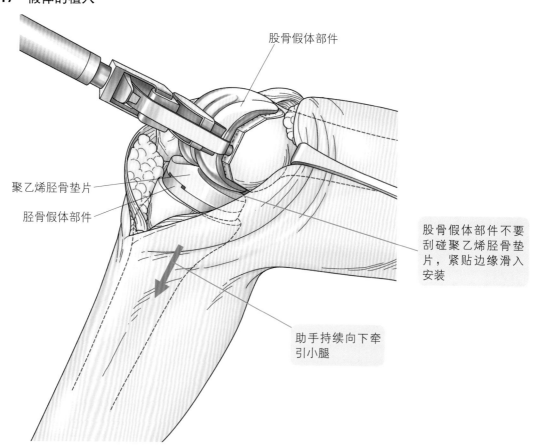

股骨假体部件

聚乙烯胫骨垫片

胫骨假体部件

股骨假体部件不要刮碰聚乙烯胫骨垫片，紧贴边缘滑入安装

助手持续向下牵引小腿

10 关闭切口

稍微施加屈曲应力、不过度加大屈曲角度的状态下，标记好伸膝装置对位缝合的相对部位。伸膝装置内、外侧不平衡则追加外侧松解。首先按原位缝合髌骨与股内侧肌腱，然后逐渐向大腿近端缝合。行肌腱斜切的部位因屈曲所产生的裂隙处，可以将股四头肌内、外侧头肌腹及其下方的腱性部分直接对接缝合（**图18**）。髌骨远端部位则以脂肪垫为媒介细致缝合，尽量不要使关节腔与外界相通。放置引流，皮下的缝合也要在考量皮肤张力的情况下精心操作。最后，记录膝关节伸直角度、自然屈曲角度（**典型病例**中为0°~105°，术后ⓖ）、被动屈曲的最大角度（**典型病例**中为0°~125°，术后ⓗ）。

11 止血措施

采用纤维蛋白凝胶喷涂、引流管夹闭[6]、弹力绷带加压包扎等方法止血。

图18 缝合

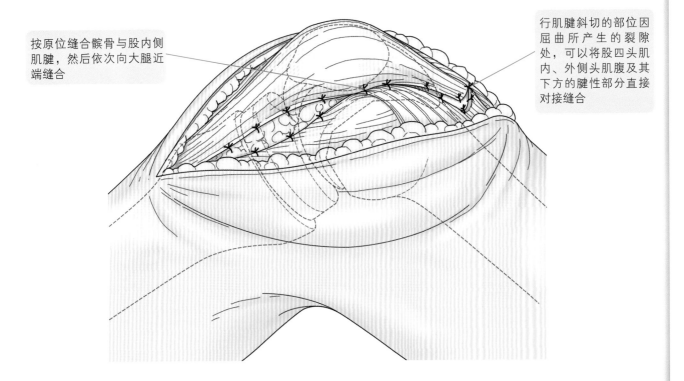

按原位缝合髌骨与股内侧肌腱，然后依次向大腿近端缝合

行肌腱斜切的部位因屈曲所产生的裂隙处，可以将股四头肌内、外侧头肌腹及其下方的腱性部分直接对接缝合

【病例】 **具备手术适应证（术后）**

治疗选择：一次麻醉下双侧TKA。

ⓐ~ⓒ术后3个月单纯X线片。

术后6周出院。

出院时ROM：0°~90°/0°~90°。肌力（Sybex Ⅱ）：伸肌肌力20/33ft.lbs，屈肌肌力22/26ft.lbs。JOA评分：65/65分。knee score：83/83分。functional score：60/60分。因为居住地较远，仅安排了家中自主训练计划。

术后8周时ROM：0°~90°/0°~90°，12周时降至0°~10°~80°。此后的2个月里改为每周来院1次行康复训练，术后6个月时ROM：0°~90°/0°~90°。肌力（Sybex Ⅱ）：伸肌肌力43/39ft.lbs，屈肌肌力37/37ft.lbs，这一活动度维持到术后9个月，术后1年时ROM再次降至0°~60°/0°~60°。JOA评分：80/80分。knee score：87/87分。functional score：80/80分。疼痛基本消失，日常生活也无明显不便，患者也缺乏主动关节活动训练的欲望。

ⓓ~ⓕ术后6年单纯X线片。

术后6年时ROM：0°~50°/0°~50°。JOA评分：80/80分。knee score：84/84分。functional score：80/80分。术后6年的X线片未见异常。膝关节僵硬多与患者的个人生物学因素相关联，本例患者远期的行走活动能力获得改善，但可以预想到关节活动度的维持前景堪忧。

ⓖ 术后的伸膝角度、自然屈曲角度（本病例为0°~105°）。

ⓗ 术后被动屈曲的最大角度（本病例为0°~125°）。

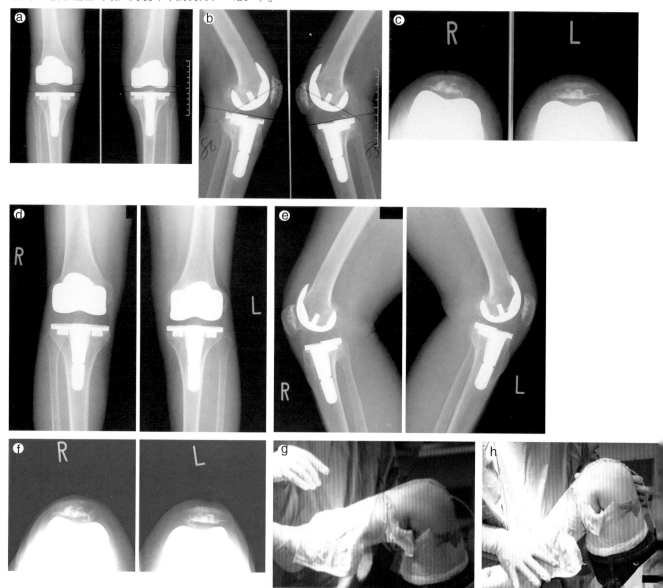

术后康复治疗

因为广泛的松解，膝关节术后发生肿胀是不可避免的，所以术后冷敷治疗是非常重要的。

引流管拔出后即开始膝关节活动度训练。术前关节活动受限越重，则术后越需要早期开始训练，否则很难维持术中获得的关节活动度。通常，挛缩膝关节的伸膝肌力较弱，再加上伸膝装置的延长，使得伸膝肌力不足问题雪上加霜，所以需要早期开始肌肉力量的训练。

行走训练首先从伸直位完全负重活动开始，逐步去除固定支具，2周左右取消限制。

出院后也需要跟患者说明长期努力坚持关节活动训练的必要性，并取得患者的理解。

●文献

[1] SCULCO T P. Management of the stiff knee // CALLAGHAN J J, ROSENBERG A G, et al.The adult knee. Philadelphia：Lippincott Williams & Wilkins, 2003：1333-1350.

[2] TARABICHI S, TARABICHI Y. Can an anterior quadriceps release improve range of motion in the stiff arthritic knee? J Arthop, 2010, 25：571-575.

[3] ENGH G A, et al. Result of total knee arthroplasty with medial epicondylar osteotomy to correct varousdeformity. Clin Orthop, 1999, 367：141-148.

[4] 堀内博志, 秋月　章, ほか. 解剖学的特徴を知れば術中触知により外科的通顆軸は同定できる. Stryker Infos, 2012, 12：39-43.

[5] 秋月　章. CR型TKA での靭帯バランス獲得法. 整・災外, 2008,51：836-837.

[6] AKIZUKI S, et al. A new method for hemostatis for cementless total knee arthroplasty. Bulletin Hospital for Joint Diseases, 1997, 56：222-224.

胫骨高位截骨术（HTO）后的TKA手术截骨与韧带平衡技术

爱媛大学医学研究院运动功能重建专业教授　三浦裕正

手术适应证

胫骨高位截骨术（HTO）的临床疗效逐年走低，文献报道手术10年以上的生存率不超过70%[1-3]。即使排除HTO术后即刻造成的矫正不足、过度矫正的病例，力线矫正良好的病例也会逐渐出现膝内翻及症状复发的情况。

手术适应证与通常的TKA类似，原则上为60岁以上，经保守治疗无效，疼痛明显影响日常生活者。当患者无奈之下接受进一步TKA治疗时，一定要留意本文后述的有别于常规初次TKA的特殊之处。

畸形模式

现在HTO多采用开放式截骨技术（open wedge osteotomy），以前广泛使用的是闭合式截骨技术（closing wedge osteotomy）。闭合式截骨术杵臼状截骨术后引发的畸形表现为以下特征性模式：① 胫骨平台关节面的外倾（**图1a**）。② 胫骨纵轴相对关节面中心的偏移（**图1b**）。③ 后倾角的变化。

在这些畸形的基础上，可能还存在低位髌骨、胫骨粗隆旋转位置异常等问题。

关于问题①，一般日本人的胫骨平台关节面相对于胫骨纵轴具有平均6°左右的内倾角度，如果HTO外翻截骨角度超过10°，则必然会发生平台关节面的外倾。

关于问题②，在打入门形钉固定时较易发生远端骨折段向内侧偏移。**图2**中，术后股胫角（FTA）为170°，初看力线良好，但机械轴线矫正率（%MA）从术前17%改善到术后46%，因为远侧截骨端的内移导致实际矫正角度不足，术后12.7年时JOA评分只维持在45分。**图3**病例%MA从术前23%改善为术后74%，术后18年时JOA评分持续维持在100分。

关于问题③，多数病例表现为后倾角减小。

开放式截骨术同样伴有胫骨平台关节面的外倾及后倾角的改变，但胫骨纵轴相对关节面中心的偏移相对较小。

术前准备

◆ 单纯X线片与临床体征的确认

通过术前X线片，明确畸形的具体表现及是否存在低位髌骨畸形。通过临床体格检查了解关节挛缩或不稳的程度。

◆ 确认是否存在感染

要注意是否存在低毒性感染，至少需要行C反应蛋白（CRP）等血液检查。如果局部有水肿或皮温增高，则行关节穿刺，在镜检观察关节液性状的同时做细菌培养检查。

◆ 截骨状况的评估

如果可能的话，让患者提供实施HTO术前、术后的X线片，掌握患者HTO的具体细节。

图 1　术后畸形模式

a.胫骨平台关节面的外倾

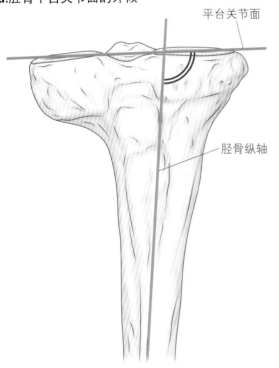

b.胫骨纵轴相对关节面中心的偏移

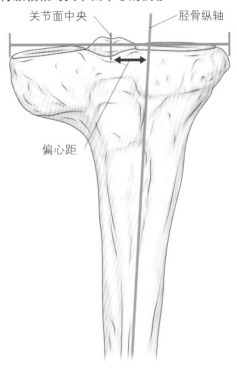

图 2　存在偏心距

a.术前单纯X线片，%MA 17%。
b. 术后 12.7 年的单纯 X 线片，%MA46%，JOA 评分 45 分。

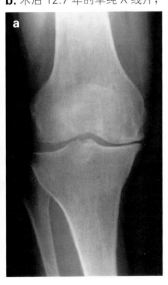
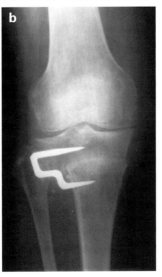

图 3　无偏心距

a. 术前单纯X线片，%MA 23%。
b. 术后 18 年的单纯 X 线片，%MA74%，JOA 评分 100 分。

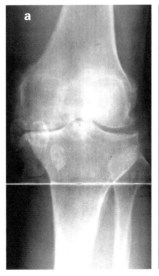
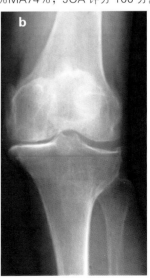

手术步骤

1 皮肤切口

2 术野的显露

3 截骨 重点

4 韧带平衡

5 假体种类的选择与安放

6 切口的闭合

典型病例影像

【病例】**具备手术适应证（术前）**

ⓐ小腿单纯X线正位片。杵臼状截骨术后20年病例，因胫骨远侧段向内侧移位造成胫骨纵轴相对关节面中心偏移。

ⓑ膝关节单纯X线正位片。因为偏心距的存在使得通常带柄的胫骨假体部件无法插入。

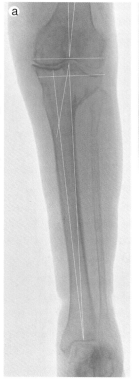

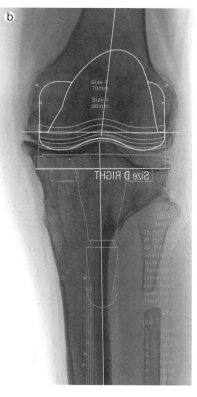

手术操作技术

1 皮肤切口

　　HTO的皮肤切口部位可能对手术造成影响。横行的切口瘢痕相对于纵行的TKA正中切口影响不大，但若两个切口呈60°以下锐角交叉，则易发皮肤坏死。如果残留有内固定物需要取出，要尽量采用小切口，注意远离TKA的手术切口（**图4**）。

2 术野的显露

　　HTO术后因髌韧带周围组织粘连及腱短缩伴随的低位髌骨、关节挛缩等因素影响，手术显露常比较困难。考虑到可能需要在术中追加对伸膝装置的处理，所以建议采用经髌旁内侧入路（**图5**），不建议正中入路或股四头肌下方入路，尤其不建议选用MIS（微创外科，minimally invasive surgery）技术。

　　如果术中髌骨无法翻转，可以先试着松解一下髌外侧支持带，这一步骤可以改善手术显露，同时对于改善髌骨活动轨迹不良也十分有效。如果仍然不能翻转，可以将髌骨滑移到外侧进行股骨的截骨操作。对于更加严重的挛缩，则只能采用股四头肌腱斜切（**图6a**）、V–Y成形（**图6b**）或胫骨粗隆截骨（**图6c**）技术。胫骨粗隆截骨技术因为存在术后骨愈合及康复训练延迟问题，不十分建议采用；但在严重低位髌骨的情况下，考虑到兼顾髌骨位置上移的需求，也不失为一种较好的选择。骨刀在胫骨粗隆部位自内向外打入，骨块尽量切取得长一点，长5~7cm（**图6d**）。在此过程中要保留外侧骨膜的连续性。虽然未检索到开放式截骨术后行TKA的相关文献，但开放式截骨术后低位髌骨与后倾角减小的发生率很高，在显露时要注意[4]。

图4　皮肤切口

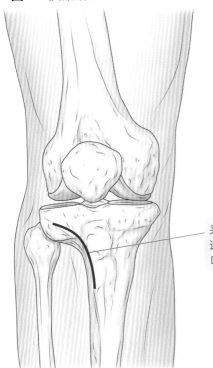

采用小切口，尽量远离TKA的手术切口

图5　髌旁内侧入路

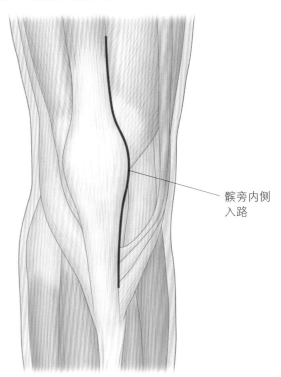

髌旁内侧入路

图6 伸膝装置处理方法

a.股四头肌腱斜切

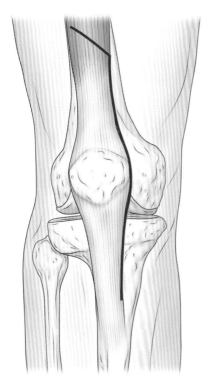

b.V-Y成形

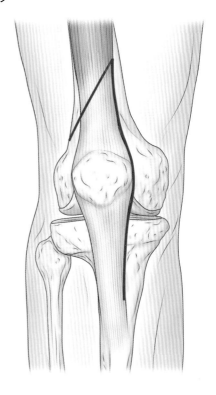

c.胫骨粗隆截骨

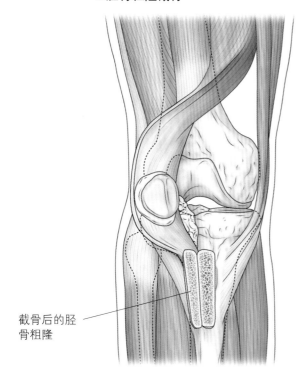

截骨后的胫骨粗隆

d.胫骨粗隆截骨侧面观

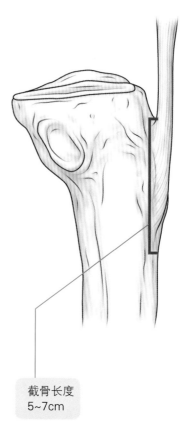

截骨长度
5~7cm

（引用自文献［11］）

3 截骨 重点

　　使用髓外导向器行胫骨截骨时，要特别关注导向杆的安放位置。尤其是截骨远侧段存在向内偏移时，在冠状面上胫骨解剖轴与关节面中心出现偏差的概率很大，对于这样的病例，如果垂直于胫骨的解剖轴进行截骨，术后下肢机械轴线将偏离人工假体的中心，而且机械轴线与关节面也不垂直（**图7**）。这样就导致了聚乙烯垫片的应力集中偏向一侧，成为加重磨损的原因之一[5]。从这一点来说，对于HTO术后TKA的病例不应该采用髓内定位技术，如果强制使下肢机械轴线通过人工假体中心，将造成假体骨覆盖不良的后果。

　　另一方面，如果在实施截骨时确保胫骨截骨面的垂直平分线通过踝关节中心，那么理论上，术后机械轴线将通过假体中心并且垂直于关节面。这样也有助于减少内侧的截骨量（**图8**）。胫骨后倾角度变小的病例，截骨时有可能伤及后交叉韧带止点，所以选择CR假体时要注意。

图 7 垂直于胫骨解剖轴截骨时　　　　**图 8** 垂直于胫骨功能轴截骨时

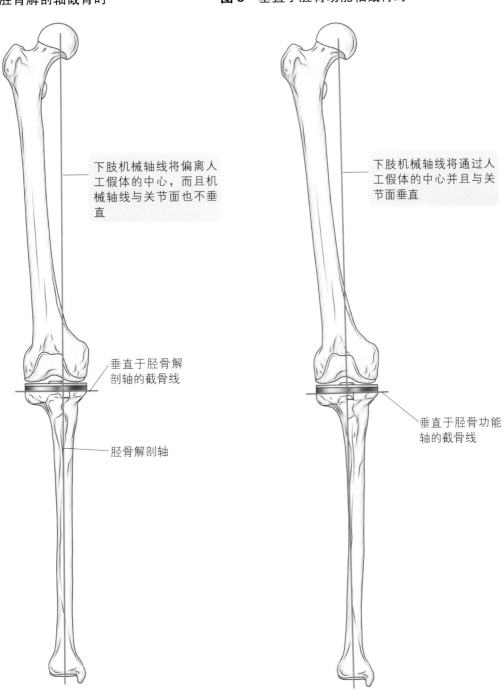

下肢机械轴线将偏离人工假体的中心，而且机械轴线与关节面也不垂直

下肢机械轴线将通过人工假体的中心并且与关节面垂直

垂直于胫骨解剖轴的截骨线

胫骨解剖轴

垂直于胫骨功能轴的截骨线

关于股骨侧的截骨，因为存在内侧软组织的松弛，如果采用间隙平衡技术容易造成假体放置过度内旋，存在加重髌骨运动轨迹不良的风险。

4 韧带平衡

过度矫正的病例会伴有胫侧副韧带的松弛，再加上内侧截骨量的增大，导致内侧间隙张大，为此只能行外侧的广泛松解并使用较厚的垫片，从而造成关节线的上移。显露时内侧一定不要做过多松解（**图9**），另外，即使从尽量减少内侧截骨量的角度出发，截骨时也应选择垂直于功能轴而不是解剖轴。

> **棘手问题应对策略**
>
> 胫侧副韧带松弛明显时，胫侧副韧带的提升技术效果并不可靠，有必要选择髁限制型（CCK）假体等限制性更强的假体类型。

5 假体种类的选择与安放

HTO术后多数病例表现为后交叉韧带功能不良，PS假体的TKA临床结果优于CR假体，所以在假体的选择上建议使用PS假体[6]。此外，考虑到前文谈及的胫骨后倾角度较小的病例无法保留后交叉韧带止点处的骨岛，存在损伤止点的风险，还是选择PS假体相对安全。

图9 禁忌行内侧的广泛松解

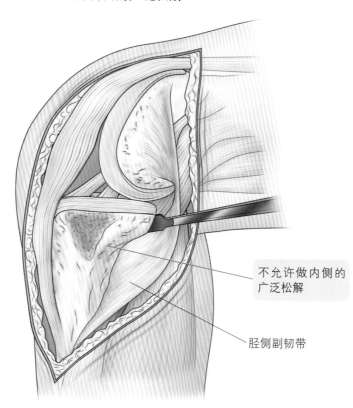

不允许做内侧的
广泛松解

胫侧副韧带

（引用自文献［12］）

26

图10 假体柄与外侧骨皮质的撞击

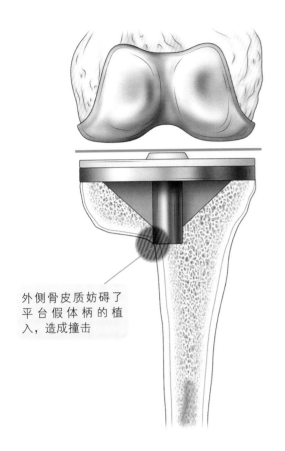

外侧骨皮质妨碍了平台假体柄的植入，造成撞击

图11 外侧骨移植带来的关节线上移

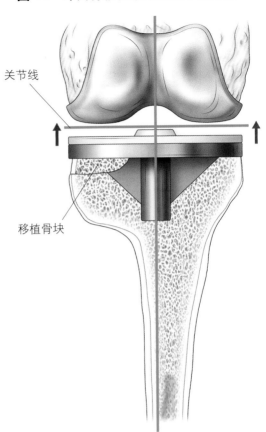

关节线

移植骨块

如果截骨远侧段内侧偏离移位较重，有时即使选用偏心的延长杆也无法解决，常规假体的中心柄就会与后外侧的骨皮质发生撞击，因此，术前一定要做模板的准确测量（**图10**）。这种情况下可选择钽质类似trabecular metal™（Zimmer 公司）具有小突起的假体作为备用方案之一，如果仍然无法避免外侧骨皮质的撞击，可以通过外侧平台追加植骨，提升关节线水平来解决这一问题（**图11**）。

6 切口的闭合

与常规的TKA相比，本手术时间会略有延长。如果残存有髌骨轨迹外侧偏移表现， 则需要追加外侧支持带的松解。另外，胫骨粗隆截骨后的固定钢丝一定要穿过内侧坚硬的骨皮质，否则会从前方切割穿出。切口要充分冲洗，放置引流管后，逐层予以缝合。

典型病例影像

【病例】**具备手术适应证（术后）**

术后单纯X线片。使用了钽质trabecular metal modular tibia™（Zimmer 公司）假体并成功安装。

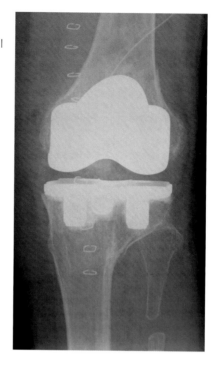

术后并发症及对策

有文献报道HTO术后TKA 10年以上的生存率超过90%，并不逊色于常规的初次TKA手术[7]，也有文献指出其术后关节挛缩、松动、髌骨轨迹不良、内外翻不稳、疼痛、术后深部感染等并发症的发生率较高[8]。术后需要定期严密观察。

HTO与TKA的切口邻近，甚至存在交叉，术后要注意切口皮肤血运。一旦出现全层皮肤坏死情况，要将坏死部分切除，注意预防感染，同时实施封闭式负压吸引（VAC）疗法。

术后处置与康复措施

实施了股四头肌腱斜切、V–Y成形或胫骨粗隆截骨等伸膝装置追加处置的病例，要慎重进行关节活动度训练及负重康复训练。笔者的措施为，关节屈曲活动在术后3周内不超过90°，负重训练时佩戴膝关节支具做保护。

●文献

[1] BILLINGS A, SCOTT D F, et al. High tibial osteotomy with a calibrated osteotomy guide, rigid internal fixation, and early motion. Long-term follow-up. J Bone Joint Surg, 2000, 82-A : 70-79.

[2] AGLIETTI P, BUZZI R, et al. High tibial valgus osteotomy for medial gonarthrosis : a 10-to 21-year study. J Knee Surg, 2003, 16 : 21-26.

[3] WU L D, HAHNE H J, et al. A long-term follow-up study of high tibial osteotomy for medial compartment osteoarthrosis. Chin J Traumatol, 2004, 7 : 348-353.

[4] BROUWER R W, BIERMA-ZEINSTRA S M, et al. Patellar height and the inclination of the tibial plateau after high tibial osteotomy. The open versus closed-wedge technique. J Bone Joint Surg, 2005, 87-B : 1227-1232.

[5] KAWANO T, MIURA H, et al. Alignment in total knee arthroplasty following failed high tibial osteotomy. J Knee Surg, 2003, 16 : 168-172.

[6] AKASAKI Y, MATSUDA S, et al. Total knee arthroplasty following failed high tibial osteotomy. Mid-term comparison of posterior cruciate-rataining versus posterior stabilized prosthesis. Knee Surg Sports Traumatol Arthrosc, 2009, 17 : 795-799.

[7] PARVIZI J, HANSSEN A D, et al. Total knee arthroplasty following proximal tibial osteotomy : Risk factors for failure. J Bone Joint Surg, 2004, 86-A : 474-479.

[8] FARFALLI L A, FARFALLI G L, et al. Complications in total knee arthroplasty after high tibial osteotomy. Orthopedics, 2012, 35 : 464-468.

[9] 田代泰隆， 三浦裕正. 内側型変形性膝関節症に対する高位脛骨骨切り術 -interlocking 骨切り術 // 膝・足関節および足趾の骨切り術. 東京：メジカルビュー社， 2010 : 35.

[10] 勝呂　徹. 人工膝関節再置換術(revision TKA) // 人工膝関節置換術[TKA]のすべて. 東京：メジカルビュー社， 2007 : 247.

[11] LOTKE P A. Knee Arthroplasty. 2nd ed. Philadelphia:Lippincott Williams & Wilkins, 2003 : 141.

[12] 久保俊一， ほか監訳. Insall & Scott 膝の外科. 京都：金芳堂， 2007 : 1499.

[13] 葛城良成. 高位脛骨骨切り術後の TKA // 人工膝関節置換術. 東京：メジカルビュー社， 2008 : 104.

人工膝关节翻修手术中的高端技术

未松动假体部件的取出技术

阪和第二泉北病院阪和人工关节中心主任　**格谷义德**

在人工膝关节翻修手术中，很多情况下需要取出未松动的假体部件，本文参考相关文献就该技术的现状做一阐述[1,2]。

适应证与禁忌证

◆ 适应证

以最小组织损伤程度取出假体部件，不仅有利于保护其后翻修手术的骨床骨量，也是维持软组织稳定结构的必然要求。在以下具体状况下有必要取出未松动的假体部件：

（1）感染。

（2）一侧假体部件松动，但另一侧无松动。

（3）假体部件安放位置不良（尤其是旋转位置安装不良）时。

（4）关节不稳，需要更换成高限制性假体时。

（5）随着聚乙烯垫片磨损的进展，假体部件也出现磨损、破碎时。

（6）因人工关节假体周围骨折，假体部件无法保留者。

（7）僵硬膝。

◆ 相对禁忌证

即使保留原假体部件，预计术后疗效也在可接受范围之内者，属于相对禁忌证。

例如，没有明显磨损及松动的纽扣型髌骨假体部件多数情况下与目前通用的股骨假体部件间不会产生明显的不匹配现象，所以允许保留该部件[3]。

另外，对于安放位置良好、固定可靠的胫骨假体部件，如果能够获得与之匹配的聚乙烯垫片，而且也没有追加使用延长杆或金属垫块的需求，就可以考虑保留该部件。

但如果股骨侧假体部件保留的话，会给接下来关节线及屈伸间隙的调整带来影响，所以多需要将其取出[1]。

术前准备

◆ 生产厂家、假体种类的确认

有无专用的假体取出器械？如果有则准备好。

假体是否可以拆分？可以的话要确认其拆分方法（扳手、螺丝刀等）。

确认聚乙烯垫片与胫骨平台金属托间的锁定机制与取出方法。

◆ 确认是否使用了骨水泥

了解假体固定方式是骨水泥固定还是生物性固定。

◆ 确认是 PS 假体还是 CR 假体

PS假体因为存在股骨髁间窝结构，所以取出稍显困难。

要确认假体的种类，可能的话具体到是第几代产品和产品型号。如果能够获取手术记录当然最好，但实际工作中，因为医院的合并、关停，以及生产厂家、销售公司的变迁等原因，有时资料的获取比预想的要困难很多。可以通过了解手术的医院、手术时间、主治医师等，以及咨询可能的几个生产厂家，获得尽可能详细、准确的相关资料。

◆ 确认假体取出所需要的器械

◉**骨刀类（osteotomes）**

骨刀类是最基本的工具，不管是否是骨水泥固定，骨刀类都是分离假体与骨界面的有效工具。根据需要选用薄刃弹性骨刀或坚硬的厚骨刀。

◉**线锯（Gigli saws）**

线锯主要用来将假体自骨表面切割分离，其优点在于可以到达其他工具难以达到的位置。但是，它也存在自假体–骨界面处偏离，切割进入较松软的骨床的缺点，所以操作时要特别留意。

◉**冲压器类（punches）**

冲压器类是针对假体长轴方向施加应力的工具，取出假体时需要用到。

◉**电动骨锯（power saws）**

在将假体与骨界面游离时要经常使用电动骨锯。从形态上来说，较窄、偏短的锯片用起来更加方便。使用要点是一定要紧贴假体下表面进行操作，操作过程中锯片极易偏离假体–骨界面，切入较为松软的残留骨床，所以需要时常调整锯片方向，防止锯片切入过深。

◉**超声波类器械（ultrasonic instruments）**

目前已经开发了通过超声波软化骨水泥的器械（Ultradrive™, Biomet公司，日本），理论上来说，这类器械可以使手术在最大程度保留骨量的同时取出骨水泥固定假体。其缺点一是因为产热会对骨组织造成损害，二是费用高昂。

◉**高速电钻、磨钻、电圆锯（metal cutting instruments）**

利用可以切割金属的高速电动切割系统（MIDAS REX Medtronic），可以显露出常规方法无法到达的界面，便于假体的取出。

手术步骤

1 假体取出时一般需要关注的要点

3 胫骨假体部件的取出

2 股骨假体部件的取出

4 髌骨假体部件的取出

手术操作技术

要安全取出无松动的假体部件，很重要的一点就是所有操作都一定要确保在假体–骨界面间实施。术野显露充分是确保手术完成的前提条件，因此，请参照其他专著选择手术入路。

1 假体取出时一般需要关注的要点

假体取出的重点是在最大限度减少骨床损伤的同时，防止骨折及软组织损伤等并发症。

对于骨水泥固定的病例，最理想的是在骨水泥与金属假体之间进行假体的分离。在分离假体时要始终牢记操作工具存在偏移进入相对硬度较低的骨组织内的趋势，时常调整工具的进入方向是非常重要的。假体周围增生的骨赘、滑膜组织要切除彻底，准确确定假体与骨组织的界面是非常重要的（**图1**）。

图1　假体 – 骨界面的确定
a.股骨侧

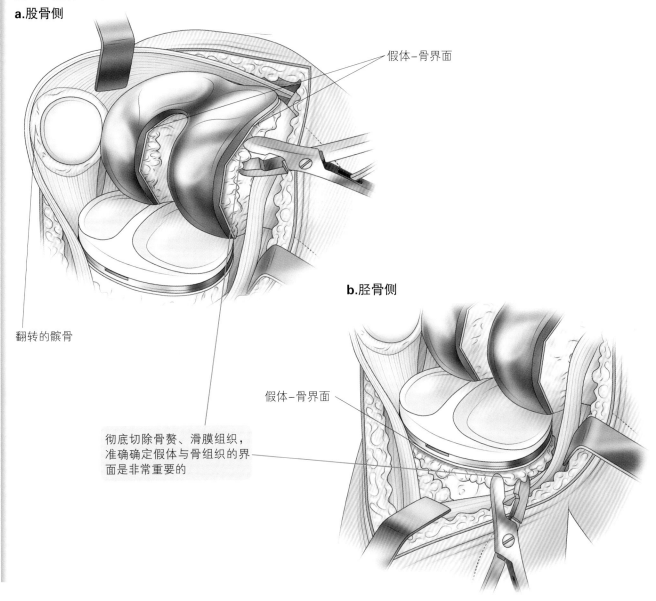

假体–骨界面

翻转的髌骨

b.胫骨侧

假体–骨界面

彻底切除骨赘、滑膜组织，准确确定假体与骨组织的界面是非常重要的

33

图 2 聚乙烯垫片的取出

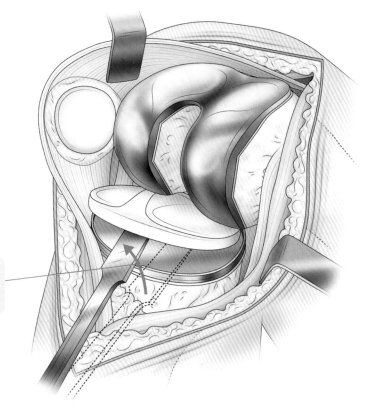

在垫片与胫骨金属托之间插入骨刀，利用杠杆原理向上撬起

　　假体的取出顺序：首先要取出聚乙烯垫片，可以扩大术野，同时也确保了一定的手术操作空间。事先明确垫片的锁定机制，如果有专用的工具、螺钉等，要消毒好备用。对于大部分的假体，在垫片与胫骨托之间插入骨刀，利用杠杆原理向上撬动多可取出垫片（**图2**）。活动平台类型假体垫片取出更为简单，垫片下带有圆锥状结构的杯状或柱状活动平台类假体，可以用摆锯切断圆锥结构后轻松取出垫片部件。

　　其次实施股骨假体部件的取出（参照**图3**），接着取出胫骨假体部件（参照**图4**），最后取出髌骨假体部件（参照**图5**）。这是常规假体取出顺序，但是如果在取出股骨假体部件之前先行胫骨假体部件的取出，可以减少股骨的损伤（取出时可以防止股骨外侧髁的损伤，显露时尖钩不是抵压在疏松脆弱的骨床上，而是抵压在假体上），所以也有术者推崇先取出胫骨假体部件[2]。

2 股骨假体部件的取出

　　在聚乙烯垫片取出后大部分术者会首选行股骨假体部件的取出。在使用沿长轴方向打拔的最终取出工具（滑锤等打拔器）之前，实施假体–骨界面的充分剥离是非常重要的。通常从假体前方突出的部分开始剥离（**图3a**），使用线锯（**图3b**）、电动骨锯或骨刀（**图3c**），逐步向髁前斜面及远端剥离。

　　髁后部区域是操作难以达到的部位，使用窄骨刀或弧形骨刀做尽可能的剥离松解，最终取出假体时多选用滑锤类工具（**图3d**），也可以使用冲压器类工具（**图3e**）。

图3 股骨假体部件的取出

a.假体−骨界面的确认

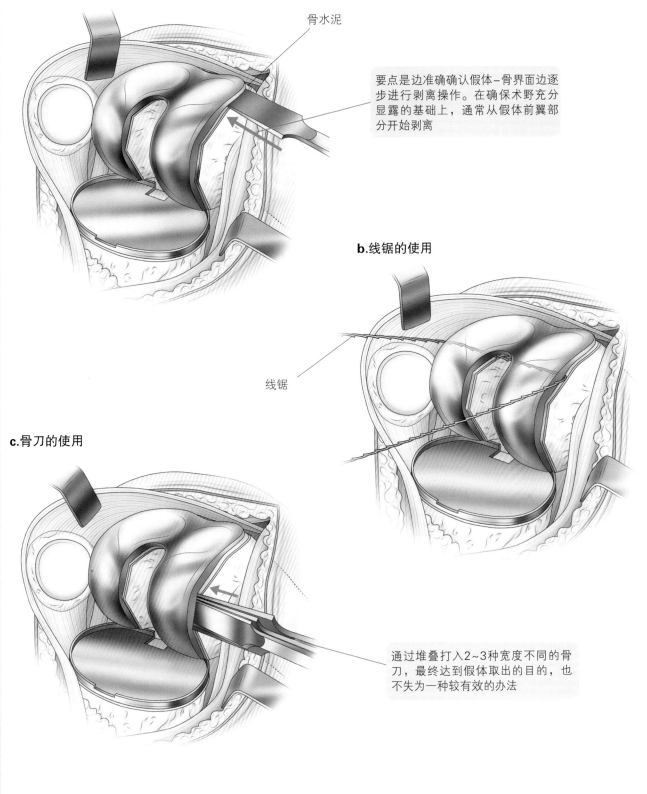

骨水泥

要点是边准确确认假体−骨界面边逐步进行剥离操作。在确保术野充分显露的基础上，通常从假体前翼部分开始剥离

b.线锯的使用

线锯

c.骨刀的使用

通过堆叠打入2~3种宽度不同的骨刀，最终达到假体取出的目的，也不失为一种较有效的办法

<hr>

手术要点及注意事项

　　假体拔出时若阻力较大，千万不要勉强为之，应该再次行假体 − 骨界面的彻底剥离，这一点要重视。

　　最后行假体打拔时，注意一定要沿骨的长轴方向施加力量，如果打拔力量方向与骨长轴成一定角度，尤其是 PS 型假体，容易导致股骨髁部的骨折，所以操作时一定要谨慎。

图3 股骨假体部件的取出（续）

d.滑锤类打拔器的使用

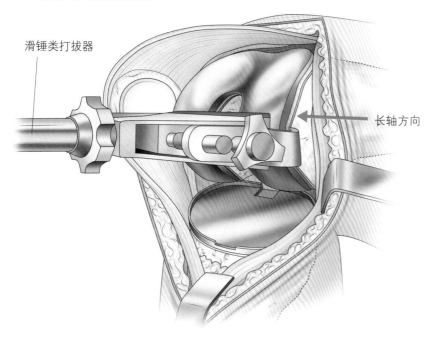

滑锤类打拔器

长轴方向

e.冲压器的使用

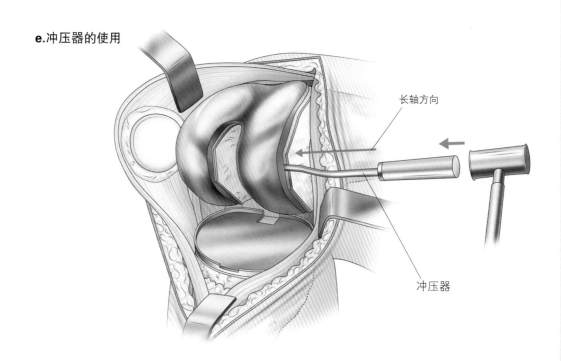

长轴方向

冲压器

3 胫骨假体部件的取出 重点

　　股骨假体部件取出后，就可以从前方及内侧进行胫骨假体部件的分离操作，所使用的工具与股骨侧类似，电动骨锯与窄骨刀的使用频率更高（**图4a**）。因为存在远端柄、柱状突起或远端侧翼等，所以从前方、内侧难以松解到后外侧部分。这时可以进一步松解后内侧的关节囊与半膜肌腱，将胫骨外旋，就有可能从后内侧进行后外侧的松解（**图4-1**）。有时无论如何努力，可能后外侧的某一部分也难以松解到，但一般不会对最后假体的拔出造成影响。

36

图4　胫骨假体部件的取出

a

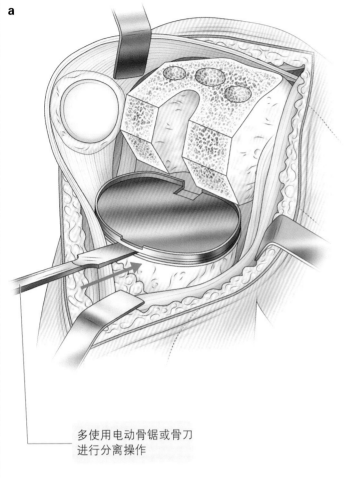

多使用电动骨锯或骨刀
进行分离操作

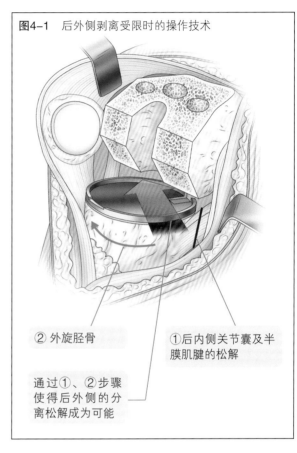

图4-1　后外侧剥离受限时的操作技术

② 外旋胫骨

①后内侧关节囊及半
膜肌腱的松解

通过①、②步骤
使得后外侧的分
离松解成为可能

　　胫骨平台托下方分离完成后，柄部即使有骨水泥固定，若其为平滑表面，通过施加轴向打拔应力，一般也可以将柄自骨水泥鞘拔出。但如果柄是粗糙表面或多孔表面结构，则有可能拔出困难，需要采用后述的特殊手术技术。

　　与股骨假体取出时相同，胫骨部件的最终取出器械也多采用滑锤打拔器，采用2~3种宽度不同的骨刀堆叠打入（stacked osteotomes，**图4b**）也是取出假体较有效的方法。另外，也可以使用冲压器抵放在胫骨托前内侧的下方打击取出（**图4c**），必要的话，可以在胫骨前内侧或外侧骨皮质制作小的骨隧道，用冲压器通过骨隧道进行打击。股骨外侧髁经常会对胫骨部件取出造成妨碍，这时将膝关节过度屈曲即可在不损伤股骨外侧髁的情况下取出假体（**图4-2**）。

图 4 胫骨假体部件的取出（续）

b

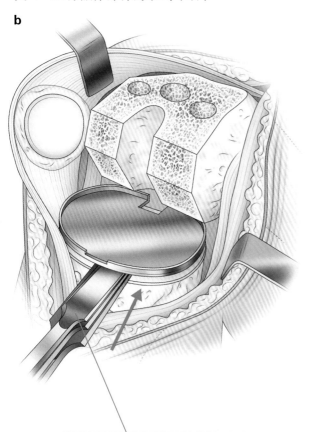

可以使用滑锤类打拔器拔出，采用2~3种宽度不同的骨刀堆叠打入也是取出假体较有效的方法

图4-2 股骨外侧髁妨碍假体取出时的操作

通过过度屈曲膝关节，就可以在不损伤股骨外侧髁的情况下取出假体

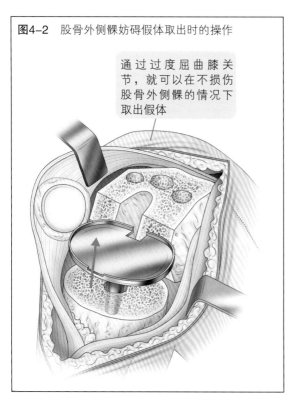

c

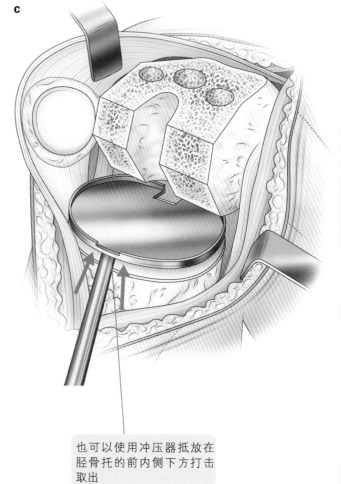

也可以使用冲压器抵放在胫骨托的前内侧下方打击取出

4 髌骨假体部件的取出

即使是固定良好的全聚乙烯髌骨假体部件，取出技术也不复杂，使用电动骨锯切开聚乙烯–骨水泥界面，残留的骨水泥与柱状突起使用高速电钻、磨钻及其他工具取出即可。

带金属背板假体、生物性固定髌骨假体的取出较为困难。这种情况下需要用高速圆盘锯将假体从髌骨上切割下来后（**图5a**），再在直视下使用细立钻或高速电钻、磨钻去除残留的金属柱状突起（**图5b**）。除了感染病例之外，如果柱状突起对新的髌骨假体的固定不造成妨碍，也可以原地留置，不做处理。

> ◖**手术要点及注意事项**◗ ···
>
> **无松动的假体柄及髓腔内骨水泥的取出方法**
>
> 无论是股骨侧还是胫骨侧，取出无松动的假体柄都是最困难的步骤。大多数假体柄表面光滑，比较容易与骨水泥界面分离，但如果假体柄是粗糙表面或多孔表面结构则很难拔出。这种情况下使用高速圆盘锯将假体柄从平台托上切断是最安全的方法（**图6**）。平台托取出后，则与髋关节取股骨骨水泥同样，在直视下清除视野范围内的骨水泥。
>
> 不能使用上述方法时，也可以选择行胫骨粗隆延长截骨技术显露假体柄[4]并予以取出。

图5　带金属背板髌骨假体的取出

a

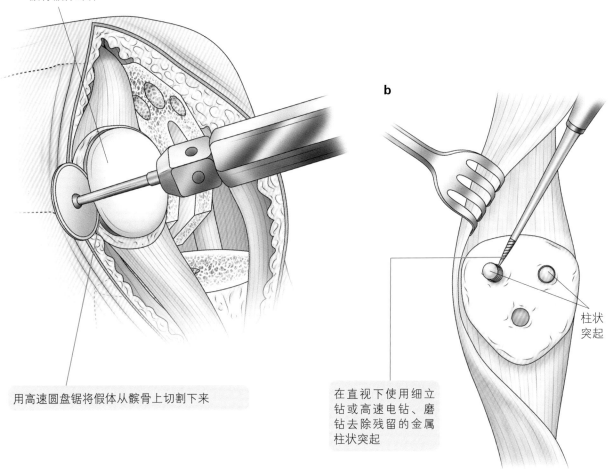

髌骨假体部件

b

用高速圆盘锯将假体从髌骨上切割下来

在直视下使用细立钻或高速电钻、磨钻去除残留的金属柱状突起

柱状突起

图 6 无松动的假体柄、髓腔内骨水泥的取出

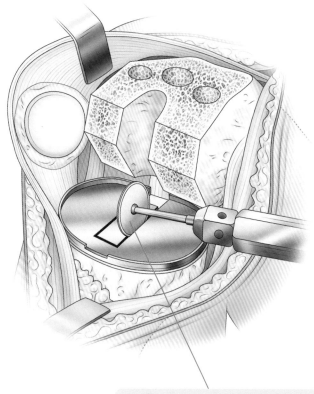

假体柄是粗糙表面或多孔表面结构则很难拔出。这种情况下使用高速圆盘锯将假体柄从平台托上切断是最安全的方法

●文献

[1] BERRY D J. Removal of a well-fixed total knee arthroplasty. Master Techniques in Orthopaedic Surgery // LOTKE P A, LONNER J H. Knee Arthroplasty. 3rd ed. Philadelphia : Lippincott Williams & Wilkins, 2009 : 193-202.

[2] SHARKEY P F, MATAR W Y. Revision total knee arthroplasty : Removing the well-fixed implant. Knee Rsemont, Liberman J R, Berry D J, et al. Advanced Reconstruction. American Academy of Orthopaedic Surgeons, 2011 : 379-385.

[3] LONNER J H, MONT M A, SHARKEY P, et al. Fate of the universal all-polyethylene patellar component in revision total knee arthroplasty. J Bone Joint Surg, 2003, 85-A : 56-59.

[4] WHITESIDE L A, OHL M D. Tibial tubercle osteotomy for exposure of the difficult total knee arthroplasty. Clin Orthop Relat Res, 1990, 260 : 6-9.

针对轻度骨缺损的假体种类选择、修补材料的灵活应用及手术技术

骨水泥、自体骨、各种垫块等

日本医科大学研究生院医学研究学科外科系感觉运动功能重建专业　**饭泽典茂**

日本医科大学研究生院医学研究学科外科系感觉运动功能重建专业主任教授　**高井信朗**

TKA要求恢复下肢的正常力线及假体正确安放与固定。另外，在初次TKA手术时，从潜在的二次翻修可能及骨质强度方面考虑，应尽可能保留骨量。但某些畸形严重的膝关节等可能会存在骨质缺损，而且，翻修手术时也会存在各种各样质与量方面的骨缺损。了解针对这些骨缺损的应对策略是十分重要的。本文重点针对轻度骨缺损的处理对策做一阐述。

骨缺损的评估

初次TKA手术常见的骨缺损多位于重度内翻膝的胫骨后内侧部。而翻修病例的骨缺损则各种各样，一般根据AORI分类法进行分类。

从各种骨缺损所对应的骨填充材料角度考虑，周边皮质骨壁存在与否至关重要。

骨缺损的形态有皮质骨壁存留的包容型和皮质骨壁缺损的非包容型，或者两种类型混合存在。

骨缺损的大小可以简单分类为小（5mm以下）、中（5~10mm）、大（10mm以上）（**表1**）。

因为现在日本仅有一部分医院能实施同种骨移植，所以针对这些骨缺损通常选用的方法为：①骨水泥填充；②自体骨移植；③使用组合式垫块。

骨缺损的处理

◆ 初次TKA胫骨后内侧部骨缺损

常规截骨后存在骨缺损，追加1~2mm截骨量后缺损可消除的情况下，可选择稍增加截骨量并安装较厚的垫块来解决。如果所需要的追加截骨量较大，则选择填充修补骨缺损。

初次TKA、翻修手术中针对不同骨缺损状况的修补方法详见**表2**。

◆ 延长杆的使用

一般情况下在伴有骨缺损时，股骨、胫骨侧均建议使用延长杆。

初次TKA患者的骨质条件一般较好，骨缺损一般不会波及干骺端基底部，可

以使用较短的延长杆（25~30mm）。翻修手术患者一般骨质条件较差，原则上应使用较长的延长杆达到压配固定效果。

术前准备

◆ 影像学准备

带有刻度、用于模板测量的单纯X线片是必备的，可能的话应行CT检查。另外，慎重起见可拍摄髂骨等自体骨供区的单纯X线片。

◆ 无菌性翻修置换手术的准备

无菌性翻修置换手术很重要的一点就是要分析导致假体松动的原因。使用模板测量理想的矫正力线，纠正冠状面存在的力线不良。对于过度负荷或初期固定不良导致的松动，可以使用与初次置换相同型号的假体。

◆ 感染性翻修置换手术的准备

感染性翻修一般主要采用两期手术，初次手术所使用的假体型号可作为选择参考。模板测量时参考对侧的膝关节，使得关节线水平接近正常高度，这一点很重要。在此过程中，要同时参考髌骨、腓骨头的位置及股骨与胫骨的长度。

◆ 手术器械的准备

翻修手术可能发生骨折或产生较大骨缺损等意外情况，要从最坏的角度出发，考虑到各种可能情况，并做好预先准备。

表1 骨缺损形态与大小的分类

形态	
包容型骨缺损：骨缺损区域周围骨皮质结构存在	
非包容型骨缺损：骨缺损合并皮质骨缺如	
大小	
小	5mm 以下
中	5~10mm
大	10mm 以上

表2 骨缺损分类（状况）与修复方法

骨缺损的状况	修复方式
①包容型小的骨缺损（5mm 以下）	骨水泥或松质骨填充
②包容型较大骨缺损（5mm 以上）	骨移植
③非包容型小的骨缺损（5mm 以下）	骨水泥或者骨水泥合并使用螺钉
④非包容型中度骨缺损（5~10mm）	组配型垫块或金属填充块
⑤非包容型较大骨缺损（10mm 以上）	组配型金属填充块联合应用骨移植

手术步骤

1 皮肤切口 ————————————

2 术野的显露 ————————————

3 清创 ————————————

4 骨缺损的评估与截骨 ————————

5 骨缺损的修补 重点

6 假体的植入 ————————————

7 关闭切口、术后固定 ————————

典型病例影像

【病例】具备手术适应证（术前）

60岁，男性。

5年前因双侧膝关节退行性关节炎实施了TKA，2年前开始出现疼痛。单纯X线片示力线良好，在股骨前方及后髁、胫骨内侧可见骨透亮带。

ⓐ单纯X线正位片。

ⓑ单纯X线侧位片。

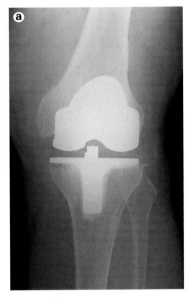

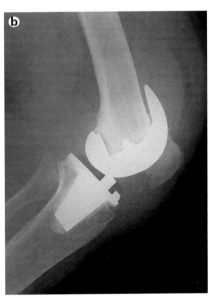

手术操作技术

1 皮肤切口

翻修置换手术原则上使用上次手术的切口（**图1**）。

2 术野的显露

为了预防出现术后切口愈合问题，只做最低限度的皮下组织剥离，以减少对皮肤血供的影响。翻修手术通常采用髌旁内侧入路进入关节（**图2a**）。股四头肌张力较大时，为预防胫骨粗隆处的髌韧带止点损伤，可以直接行股直肌腱斜切[1]（**图2b**）或V-Y成形[2]（**图2c**）。

图1 皮肤切口

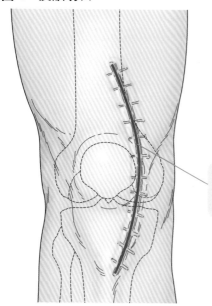

原则上尽量选用上次皮肤切口

图2 术野的显露方法
a.经髌旁内侧切开

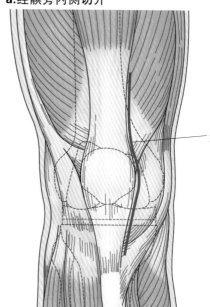

经髌旁内侧切开线

b.股直肌腱斜切

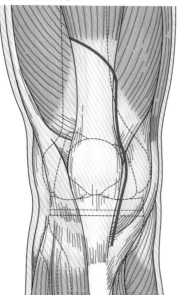

c.V-Y成形

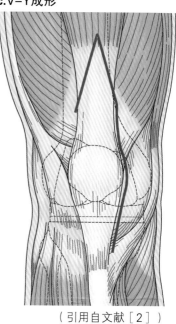

（引用自文献［1］）　　（引用自文献［2］）

3 清创

滑膜中包裹有聚乙烯和骨水泥的摩擦碎屑及碎骨片等，因此要彻底切除肥厚的滑膜组织（**图3**）。

4 骨缺损的评估与截骨

目的是再次获得正确的下肢力线。

（1）取出假体后先对骨缺损量、缺损部位做出大致评估。根据骨缺损的大小、部位、形态来选择使用骨水泥、骨移植或金属垫块来进行修复（**图4**）。

图 3　清创

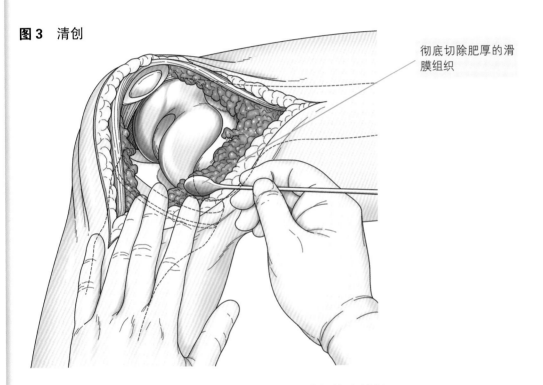

彻底切除肥厚的滑膜组织

图 4　骨缺损的评估与填充材料

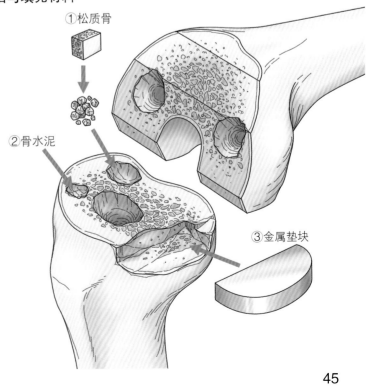

①松质骨

②骨水泥

③金属垫块

（2）胫骨的截骨。安装胫骨髓内导向器，垂直于机械轴线修整胫骨截骨面。

（3）股骨假体大小及旋转角度的确定。利用股骨髓内导向器确定假体的前后方向，然后参照髁上连线调整假体旋转方向，使假体后髁平面与此线平行。

（4）屈曲–伸直间隙的确认与调整。

（5）股骨最终的截骨操作。

（6）骨缺损的最终评估。

5 骨缺损的修补

◆ 骨水泥填充

对于包容型骨缺损，在假体植入时可使用骨水泥徒手填充到骨缺损部位。

因为骨水泥对剪切应力的抵抗能力较差，所以对于非包容型骨缺损，可以先将缺损部位修整成阶梯状[3]，也可以打入螺钉作为骨水泥的内支撑[4]，再行骨水泥填充修补（**图5**）。

◆ 骨移植

对于包容型骨缺损可以使用松质骨粒填充植骨（**图6**）。

对于非包容型骨缺损要以骨皮质的重建为目标，尤其是年轻患者应尽量重建骨结构，增加骨量储备。但因为存在坏死塌陷的风险，所以高龄患者首选金属垫块修复，若仍残留较大的包容型骨缺损可联合植骨修复。

图 5 使用骨水泥填充方法

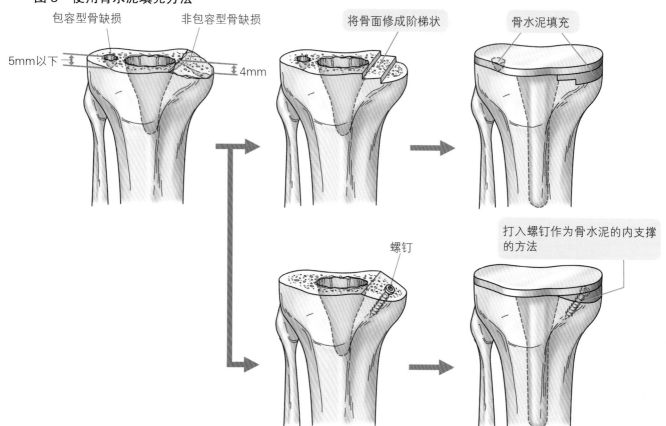

图 6 植骨填充方法

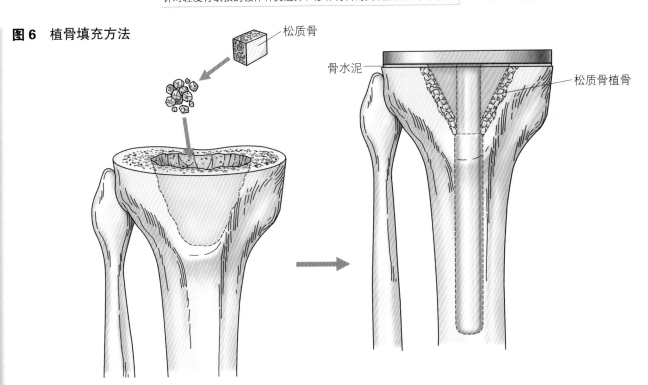

松质骨

骨水泥

松质骨植骨

图 7 使用金属垫块填充方法

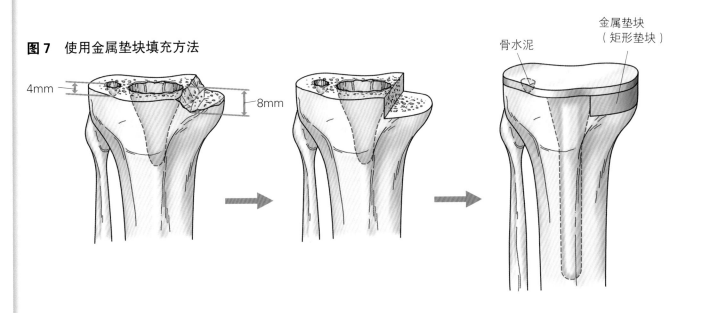

4mm

8mm

骨水泥

金属垫块
（矩形垫块）

◆ 金属垫块填充

使用金属垫块填充是修复非包容型骨缺损的有效手段（**图7**）。使用髓内导向器将垫块安放平面修整平整，有时需要徒手修整。与楔形垫块相比较，矩形垫块不承受剪切应力，在力学方面更有优势[5]。从骨量保留的角度出发，原则上应选用与骨缺损形态最为接近的垫块，但若情况允许，应把矩形垫块作为首选。

6 假体的植入

在使用金属垫块时一定要特别注意所用假体的组配方式。

在使用短的延长杆时，金属托底侧及延长杆均要采用骨水泥固定（**图8a**）。

使用压配式延长杆时，仅在金属托底侧涂抹骨水泥，注意延长杆周围及延长杆与金属托接合部不要黏附骨水泥（**图8b**）。

7 关闭切口、术后固定

留置引流管后关闭切口。如果术中止血非常确切，也可以不放置引流管。

术中关节稳定性良好病例术后可以不做任何固定。伸肌装置有附加操作时可以加用石膏托或伸直支具固定。

图8 假体的植入

a.短延长杆

b.延长杆

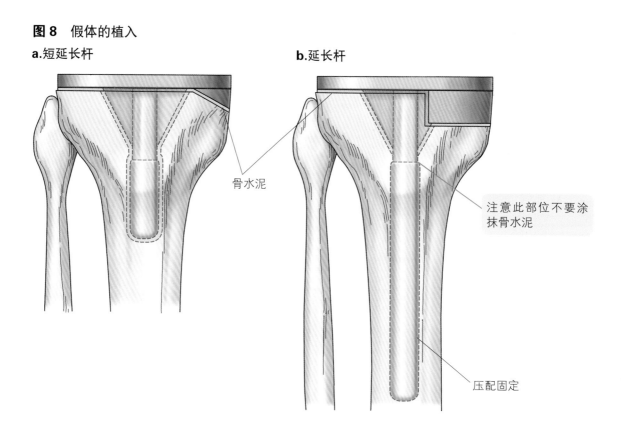

骨水泥

注意此部位不要涂抹骨水泥

压配固定

48

典型病例影像

【病例】**具备手术适应证（术后）**

股骨侧、胫骨侧均使用骨水泥
及金属垫块进行了充填。使用
的是压配型延长杆。
ⓐ 单纯X线正位片。
ⓑ 单纯X线侧位片。

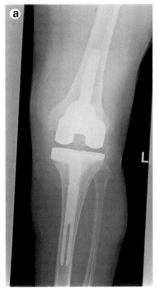
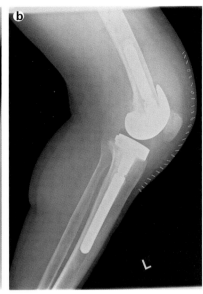

术后康复治疗

　　术后若能获得足够稳定性，可以早期开始关节全范围屈伸训练及负重训练。

　　关节显露时如果实施了股四头肌腱或胫骨粗隆的附加手术，可以固定在伸直位进行负重训练，术后3周开始关节屈伸活动训练。

●文献

[1] GARVIN K L, SCUDERI G, INSALL J N. Evoluation of the quadriceps snip. Clin Orthop, 1995, 321：131-137.
[2] TROUSDALE R T, HANSSEN A D, et al. V-Y quadricepsplasty in total knee arthroplasty. Clin Orthop, 1993, 286：48-55.
[3] CHEN F, KRACKOW K A. Management of tibial defects in total knee arthroplasty. Clin Orthop, 1994, 305：249-257.
[4] RITTER M A. Screw and cement fixation of large defects in total knee arthroplasty. J Arthroplasty, 1986, 1：125-129.
[5] FEHRING T K, PEINDL R D, et al. Modular tibial augmentations in total knee arthroplasty. Clin Orthop, 1996, 327：207-217.

膝关节中重度骨缺损的手术技术

川口工业综合医院理事长、名誉院长　**星野明穗**

　　伴有重度骨缺损的人工膝关节翻修手术是关节外科最难处理的手术难题之一。

　　此类翻修手术成功与否，手术操作技术虽然重要，但更重要的是术前的评估、计划和术前准备。因此，本章节从术前准备事项开始详述。

术前准备

◆ 失败原因的认定

　　认定失败原因，尤其是确认感染存在与否，不同情况下治疗策略大不相同。

◆ 全面掌握关节现状

◉假体种类

　　对于关节不稳定病例，通过手法检查了解不稳定的程度，明确侧副韧带功能状况非常重要。

　　通常翻修手术很难完整保留后交叉韧带结构，所以假体种类一般选择后交叉韧带替代型（PS）（**图1a**）假体或髁限制型（CCK）（**图1b**）假体。对于侧方明显不稳的病例选择CCK假体或者铰链膝（**图1c**）。

　　本章节设定的骨缺损程度为Anderson分型[3]F2B/T2B或F3/T3型骨缺损，所以绝大部分病例使用的都是CCK假体，但是也要备好PS假体作为术中备选。

图1　可供选择的假体种类

a.PS。
b.CCK。
c. 旋转铰链。

c

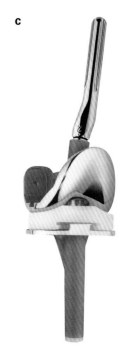

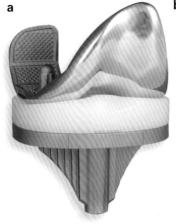
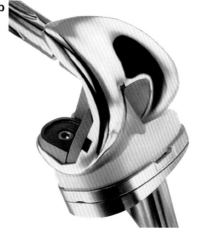

a　　　　　　　　b

（引用自史赛克日本公司产品目录）　　（引用自Zimmer公司产品目录）　　（引用自Zimmer公司产品目录）

●掌握骨缺损程度

通过透视下X线标准正侧位影像了解缺损状况。Anderson分型F2B/T2B型（**图2a，图b**）及F3/T3型（**图2c，图2d**）型骨缺损需要多种多样的金属垫块及延长杆来重建缺损部位。

自体骨移植因为骨块（髂骨）数量、质地、形状等原因难以达到缺损区域填充及支撑的要求，所以极少使用。

对于遵守日本骨科学会指南[6]的日本国内医疗现状来说，同种异体骨移植难以获得类似美国所允许使用的结构性骨移植物，一般仅限于股骨头，而其形态也不太适合骨缺损区的填充修补。

◆ 术前计划

术前计划是翻修手术最为重要的战略规划。

规划的基础点就是重建关节线高度，对于关节线位置难以确定的病例则将关节线设定在股骨内上髁远侧2.5cm处（**图3**）。而对于关节重度屈曲挛缩病例，有时反而需要人为抬高关节线水平。胫骨侧一般设定在平台金属托底面平腓骨头水平。

图2 Anderson 分型
a.F2B。**b.**T2B。**c.**F3。**d.**T3。

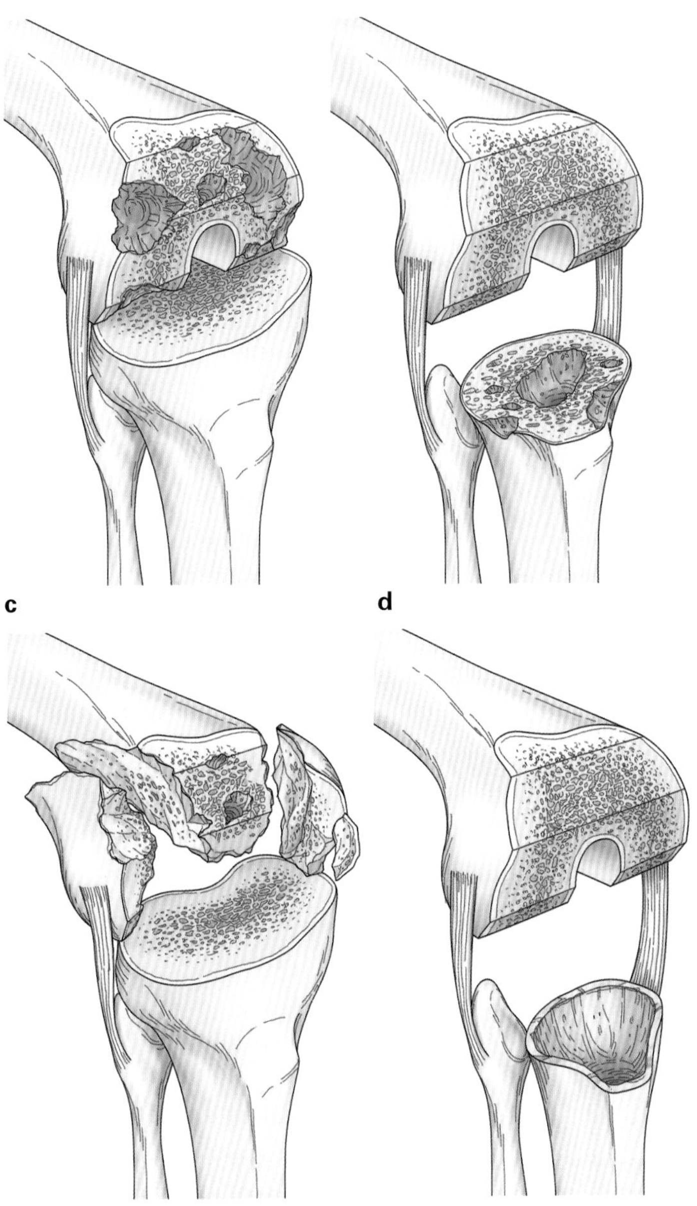

a

b

图3 关节线高度的重建

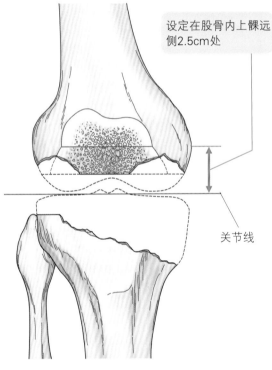

设定在股骨内上髁远侧2.5cm处

关节线

c

d

以设定的关节线为基准进行模板测量设计（**图4**）。

制作与骨缺损大小一致的特制垫块来重建原关节线的位置当然是最佳选择，但在现有的医疗经济环境下还难以做到（**图5**），因此设计组合使用金属垫块进行缺损部位重建。

胫骨的垫块不要使用楔形垫块，建议使用矩形垫块。与楔形金属垫块对应的斜形骨面修整起来格外麻烦，常常做不到两者的密切贴合，这就导致负重应力不能通过此部分传达至胫骨，产生应力遮挡，出现骨吸收现象，所以应尽量避免使用楔形垫块（**图6**）。20mm以上的较大缺损也可以组合使用2块矩形垫块（垫块间使用骨水泥黏合）（**图7**）。

Anderson分型F3/T3型骨缺损单纯靠组合使用金属垫块难以完成结构重建，在不能使用同种异体结构性骨移植物的日本国内，只能辅助使用取材自同种异体股骨头的骨块移植。

最近新研发的用于修补Anderson分型T3型骨缺损的钽质填充物Trabecular Metal™（骨小梁金属垫块，**图8**）在国外已经上市，但还没有进入日本市场。

根据规划设计选择好预定的假体尺寸（通常比初次手术小1个型号）、辅助部件（金属垫块、延长杆等），并预测垫片的厚度。设计假体安放的位置要比胫骨侧所能提供的最大垫片厚度小2~3号，设计预留2~3号的厚度空间是为了术中应对可能情况的保险措施。此外，要对关节显露方案（是否需要行斜切等）做出预判。

图4 模板测量确定关节线位置

a.远侧2.5cm。
b.腓骨头。

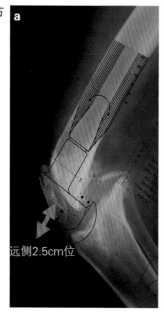
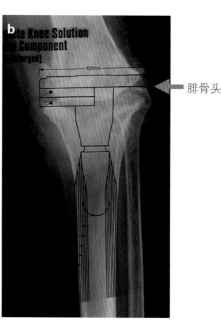

腓骨头

图5 与缺损部位大小匹配的特制垫块

a.胫骨内侧缺损（T2B）。
b.缺损部位绘图（设计图）。
c.将特制垫块使用骨水泥粘于平台金属托的底侧。

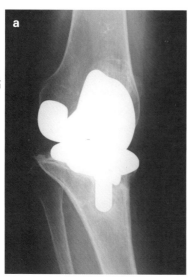
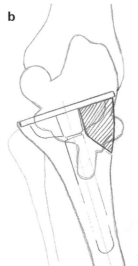
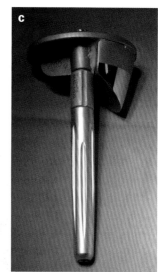

图6　使用楔形金属
　　　　垫块病例

a.楔形金属垫块。
b.贴合不良病例（箭头）。
c.骨吸收病例（在b之后发
生）（箭头）。

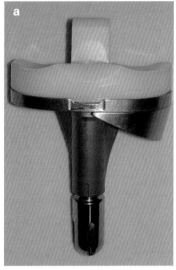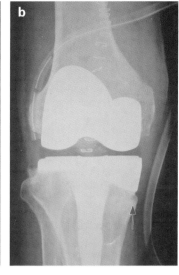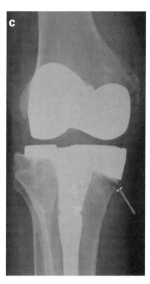

图7　2枚垫块叠加使用病例（Anderson 分型 F2B/T2B）

a. 植入垫块后的前后位
片。
b.植入后的侧位片。

股骨远端垫块

关节线

叠加的2枚垫块

偏心延长杆

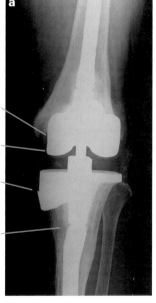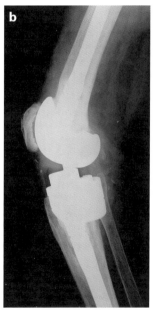

图8　钽质 Trakecular Metal™

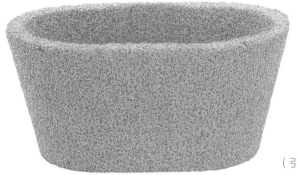

（引用自捷迈公司官方网页）

◆ **术前准备**

　　准备好拟使用的植入物、翻修用器械及假体取出器械。需备好拟使用型号的假体及其上下各一个型号的假体、全部型号的金属垫块及平台垫片。延长杆选择2种长度、外径小于髓腔的3~4种型号。

　　对于假体没有松动的翻修手术，需要准备好假体取出器械（薄刃骨刀、线锯、打拔用的滑锤）。

◆ **手术预演**

　　因为可能有些手术器械并非日常惯用器械，所以手术前日应熟练掌握器械的使用顺序及方法。

手术步骤

1 皮肤切口

2 显露

3 假体的取出

4 软组织的松解

5 截骨与缺损部位的填补 重点

6 延长杆的使用

7 软组织平衡的评估

8 骨水泥固定

典型病例影像

【病例】**具备手术适应证（术前）**

70岁，女性。类风湿关节炎，骨缺损Anderson分型为F2B/T3。
聚乙烯磨损诱发骨溶解，造成胫骨侧巨大骨缺损。
ⓐ单纯X线前后位片。ⓑ单纯X线侧位片。
ⓒ、ⓓ制订术前计划如下：股骨侧使用偏心延长杆，使得股骨假体位置偏后放置，假体前翼下方使用同种异体颗粒骨填充。
胫骨平台外侧使用单个金属垫块、内侧双垫块叠加，胫骨内侧髁部位同种异体颗粒骨植骨后用钛网修补。

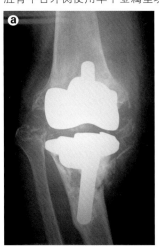

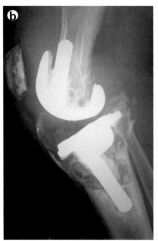

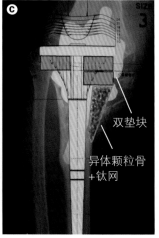
双垫块
异体颗粒骨
+钛网

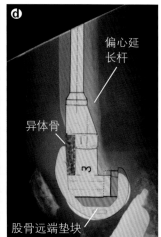
偏心延长杆
异体骨
股骨远端垫块

54

手术操作技术

1 皮肤切口

一般沿用初次手术的皮肤切口。如果一定要重新做切口的话，必须注意新设计的切口与原切口之间间隔必须超过3cm以上。

2 显露

髌旁入路是最常用的显露方式，对于显露困难病例必要时也可选择附加伸膝装置的一些有创操作技术，但笔者很少采用这类操作，一般先去除垫片，用摆锯从侧方切除髌骨假体以制造操作空间，尽量尝试不损伤伸膝装置。确实显露困难的病例可以采用以下几种入路，从术后对伸膝装置强度与伸膝功能影响角度考虑，股直肌腱斜切（**图9a**）为首选方法（**图9**）。

图 9　显露困难病例的入路选择

a.股直肌腱斜切　术后对伸膝装置强度与伸膝功能影响较小。
b.V–Y成形。
c.胫骨粗隆截骨。

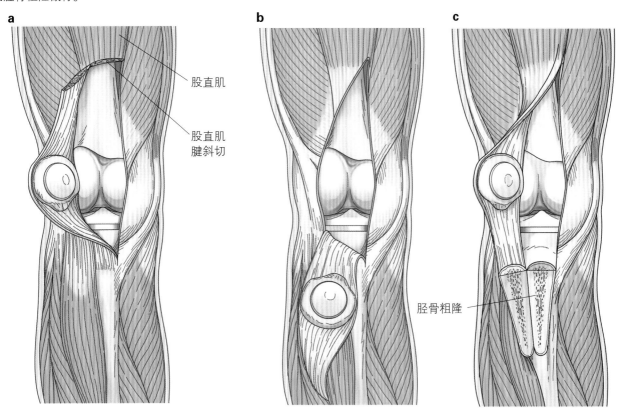

股直肌

股直肌腱斜切

胫骨粗隆

3 假体的取出

　　松动假体的取出较为简单，但取出困难病例则需要做好术前的各种准备。股骨、胫骨侧假体界面的切开多使用薄刃骨刀（**图10**），线锯有助于股骨假体的取出，将线锯置于假体前翼下方，拉动线锯切开前侧固定面，可以一直切开到假体钉桩部位（**图11**）。

图 10　股骨假体部件的取出

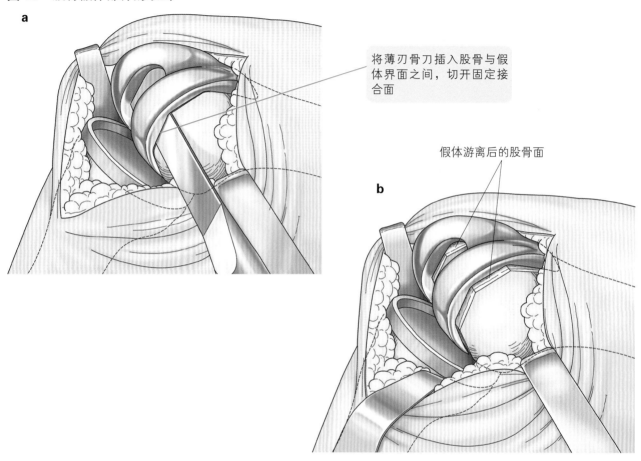

a

将薄刃骨刀插入股骨与假体界面之间，切开固定接合面

假体游离后的股骨面

b

图 11　利用线锯取出假体的方法

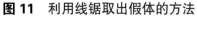

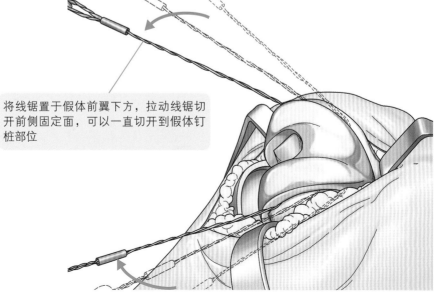

将线锯置于假体前翼下方，拉动线锯切开前侧固定面，可以一直切开到假体钉桩部位

带有延长杆的假体部件取出困难，要注意滑锤是必不可少的取出工具。大部分公司备有拔除股骨假体的滑锤，但缺少拔除胫骨部件的滑锤。有时需要测量延长杆的螺钉直径与螺距，特制连接螺栓能使延长杆与取髓内钉的滑锤相连接（**图12**）。

4 软组织的松解

翻修手术的首要目的是获得关节稳定，而不是增大关节活动度。因此要时刻牢记将软组织的松解控制在最小范围内。

5 截骨与缺损部位的填补

不管哪个公司翻修器械中的截骨模具，其精准度都不可靠。所以把假体试模、垫块试模、延长杆试模组配好后，要根据假体试模的实际贴合情况徒手进行各贴合面的截骨操作（**图13**）。简单的缺损可以使用在售的垫块填充，复杂且范围较大的缺损则需要行金属垫块的组合修补，有时还需要行异体骨植骨。

图 12　拔除胫骨部件的滑锤及特制连接螺栓
a.特制连接螺栓。
b.与延长杆部件的组配。

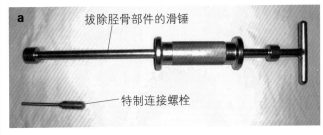
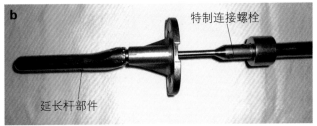

图 13　与假体实物相匹配的贴合面新鲜化截骨
a.股骨、胫骨假体部件取出后。
b.安装假体、垫块、延长杆试模。

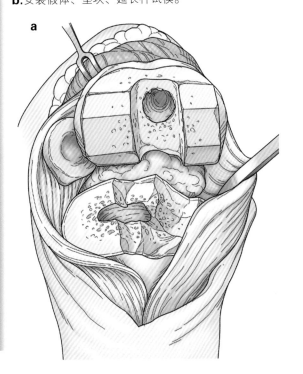
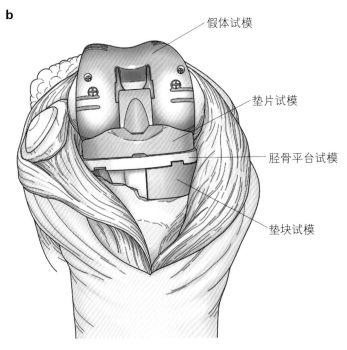

图13 与假体实物相匹配的贴合面新鲜化截骨（续）

c.确定与实际植入物相匹配。

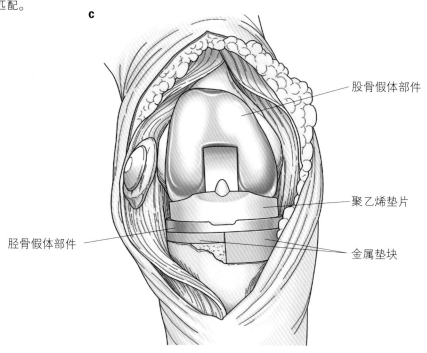

股骨假体部件

聚乙烯垫片

胫骨假体部件

金属垫块

棘手问题应对策略

骨缺损与预估情况不符!

　　将试模部件置于准备好的骨床表面观察骨缺损状态,绝大部分病例都与术前测量预估的情况不符,这一点毋庸置疑,严重骨缺损的翻修手术都会出现这种状况,所以才需要周到详尽的术前准备。

6 延长杆的使用

　　使用CCK假体时股骨、胫骨侧均需要加用延长杆。因为关节的侧方稳定是通过CCK立柱的限制作用来达到的,为了分散界面应力负荷的传导,必须使用延长杆(**图14**)。因为使用骨水泥固定,延长杆的直径无须与髓腔完全匹配。需要留意的是,如果胫骨延长杆过粗,其尖端因为受髓腔骨皮质的限制可能导致平台金属托无法放置到预定位置。另外,为了消除股骨假体前翼下方的间隙,使得假体放置在最佳位置,可以选用偏心延长杆(**图7**)。

7 软组织平衡的评估

　　翻修手术的软组织平衡采用平衡器进行评价(**图15**,**图15-1**)。侧副韧带功能良好就选用PS假体,功能不佳则选用CCK假体。如果侧副韧带功能介于两者之间,是调整韧带完全平衡后选用PS假体,还是不使用CCK假体但接受轻度的不平衡状态? 有时也存在难以抉择的情况。笔者在这种情况下选择使用CCK假体。如果韧带功能完全失效则只能选用铰链膝。

　　使用PS假体的操作指南见**表1**,CCK假体的使用指征可以在此标准的基础上略为宽松一些(允许存在轻度松弛)。

　　屈曲状态下允许存在轻度松弛,但伸直位的松弛必须矫正,这一点十分重要。

图 14 股骨、胫骨使用延长杆

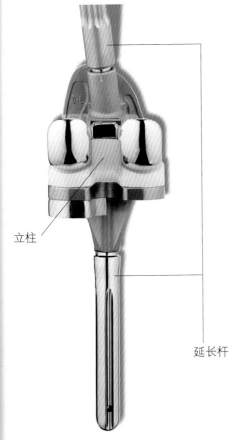

立柱

延长杆

图 15 使用间隙平衡器与扭矩螺丝刀评价韧带稳定性

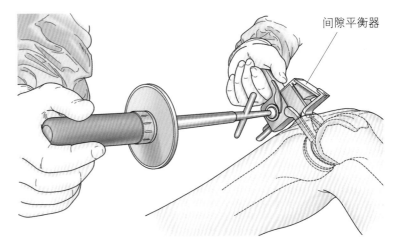

间隙平衡器

图 15-1 间隙平衡器

表 1 使用 PS 假体的操作指南

①伸直、屈曲间隙均紧张	较为少见的类型，可以降低胫骨侧的重建高度或者选用薄平台垫片
②伸直间隙好，屈曲间隙紧张	股骨假体部件型号下调或者松解后方关节囊
③伸直间隙松弛，屈曲间隙紧张	股骨假体部件型号下调或者松解后方关节囊，并选用加厚的平台垫片
④伸直间隙紧张，屈曲间隙好	降低股骨侧的重建高度
⑤伸直间隙好，屈曲间隙好	很好
⑥伸直间隙松弛，屈曲间隙好	股骨假体部件型号下调或者松解后方关节囊，并选用加厚的平台垫片
⑦伸直间隙紧张，屈曲间隙松弛	降低股骨侧的重建高度，允许残留屈曲时的轻度不稳
⑧伸直间隙好，屈曲间隙松弛	术前关节活动度如果不良，可维持此状态不做调整
⑨伸直间隙松弛，屈曲间隙松弛	只能增加胫骨重建高度或增加平台垫片厚度。如果术前预计到这种可能，可以考虑直接选用铰链膝

8 骨水泥固定

　　1袋骨水泥中混入1安瓿硫酸地贝卡星（粉剂，100mg）。骨水泥涂抹至延长杆全长的2/3处（考虑到下次手术取出方便）。

典型病例影像

【病例】具备手术适应证（术后）

ⓐ、ⓑ与术前计划不同，实际操作时，股骨侧偏心杆因为根部较大不能置入髓腔内，所以只能放弃选用。

ⓒ~ⓔ术后4年随访所见，没有松动，活动度0°/130°。

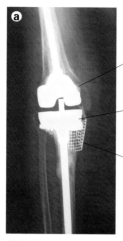

股骨远端+后侧垫块

双胫股垫块

异体骨+钛网

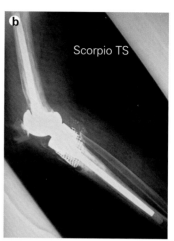

Scorpio TS

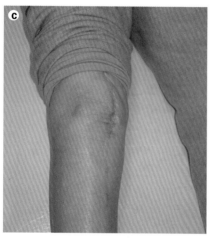

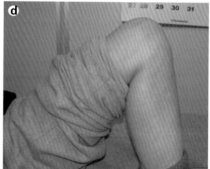

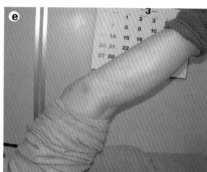

术后管理与康复

　　术后管理与康复和初次TKA基本一致。如果手术中存在某些不足之处，也不是单纯康复时延缓负重就能解决的。只是伸膝装置施加额外有创操作时，在康复训练中存在因打软腿导致摔倒、缝合部位裂开的风险，所以强烈建议在术后4周内佩戴膝关节支具。

●文献

[1] KRACKOW K A. Revision total knee arthroplasty // PETTY W. Total Joint Replacement. Philadelphia: WB Saunders, 1991.

[2] RAND J A. Revision total knee arthroplasty: Surgical technique // RAND J A. Total Knee Arthroplasty. New York: Raven Press, 1993.

[3] ENGH G A, RORABECK C H. Revision Total Knee Arthroplasty. Baltimore: Williams & Wilkins, 1997.

[4] SCULCO T P, MAETUCCI E A. Total Knee Arthroplasty. Wien: Springer-Verlag, 2001.

[5] BELLEMANS J, RIES M D, VICTOR J. Total Knee Arthroplasty-A Guide to Get Better Performance-. Heidelberg: Springer Medizin Verlag, 2005.

[6] 岩本幸英，ほか．「整形外科移植に関するガイドライン」および「冷凍ボーンバンクマニュアル」の改訂について．日整会誌，2007, 81: 393-426.

[7] MENEGHINI R M. Revision total knee arthroplasty // GLASSMAN A H, et al. Orthopaedic Knowledge Update. 4th ed. Rosemont: the American Academy of Orthopaedic Surgeons, 2011.

人工膝关节置换术后感染的手术治疗

人工关节周围感染的诊断标准与炎症控制前的基础手术

横滨市立大学研究生院医学研究学科运动系统疾病专业（骨科）讲师　　小林直实

横滨市立大学研究生院医学研究学科运动系统疾病专业（骨科）　　　　小林秀郎

横滨市立大学研究生院医学研究学科运动系统疾病专业（骨科）教授　　斋藤知行

TKA术后的感染处理起来较为棘手，要求正确且快速地诊断与治疗。因为受细菌培养的敏感性、特异性的限制，诊断时常需要联合使用多种手段及方法。针对各种检查方法有以下需要注意的事项。

人工关节周围感染的诊断

◆ 确定诊断

一般来说，感染的确诊是以细菌培养检测出细菌作为金标准，但实际工作中，有很多病例虽然表现出明显的感染征象，细菌培养却呈阴性表现。目前还没有哪种单独的检测方法能达到敏感度、特异性均佳的效果，所以其诊断需要多种方法综合评估[1]。不管是TKA还是人工全髋关节置换术（THA），假体周围感染的诊断标准都可以参照**表1**所示的2011年美国肌肉骨骼感染协会（musculoskeletal infection society，MSIS）提出的新标准（**表1**）[2]。新标准中列举了除细菌培养之外的多种参数，包括存在与假体相通的窦道、病理切片所见、脓液的潴留、滑膜中白细胞总数及中性粒细胞的百分比等。综合分析这些检查结果来进行人工关节周围感染的诊断（**图1**）。

◆ 细菌培养

选择假体周围的组织标本是培养的基本原则，建议包括关节液在内从不同地方采取3~5个样本进行培养。近年来，有文献报道指出常规的组织培养方法存在缺陷，而先对假体实施超声波处理，再对其处理液进行培养会明显提高细菌检出的敏感性[3,4]，这是因为超声波破坏了细菌在假体表面形成的生物膜。细菌培养检测出的致病菌最常见的是凝固酶阴性葡萄球菌及金黄色葡萄球菌[5]。细菌培养需要注意的是，最好在停用全身抗生素2周后再采取样本培养，在应用抗菌药物的情况下进行细菌培养可能出现假阴性的结果。

◆ 组织病理检查

临床工作中经常可以见到，在细菌培养检测不出致病菌的所谓低毒性感染中，病理切片可以发现伴有中性粒细胞浸润的急性炎症反应。尤其冰冻切片下的快速诊断是目前术中能够实施的少数检查方法之一，其可信性也比较高（**图4**）。有两种诊断标准，分别是高倍视野下（放大400倍）中性粒细胞5个以上[6,7]和中性粒细胞10个以上[8,9]。前一个标准敏感性较高，后一个标准特异性较高。Banit等[8]的研究报告提出，与THA相比较，TKA术中冰冻病理切片诊断的敏感性、特异性更高，分别是100%和96%。其他文献也报道了大致相同的很高的特异性，且样本取材后30min左右即可快速获得结果，所以冰冻切片快速病理检查可以说是临床上经常使用的检查方法。冰冻切片快速病理检查需要注意的是，锉灭较重的组织有时很难准确识别中性粒细胞，取材时要注意尽量减少组织的锉灭，使用尖刃刀等锐性切割分离。

◆ 其他关节液检查、革兰氏染色等

针对关节穿刺液的各种检查方法应用普遍，而且膝关节部位穿刺抽取关节液

表1　人工关节周围感染的确诊标准

> 满足以下条件之一，则可确诊为人工关节周围感染：
> 1）存在与人工关节相通的窦道。
> 2）有2处以上部位取材的组织培养阳性，或患侧关节抽取的关节液培养阳性。
> 3）满足以下6条中的4条以上：
> 　　a.ESR及CRP升高。
> 　　b.滑膜中白细胞数量增多。
> 　　c.滑膜中中性粒细胞比例增高。
> 　　d.患侧关节内脓液潴留。
> 　　e.1处部位人工关节周围组织或关节液培养后发现细菌。
> 　　f.人工关节周围组织病理切片示：400倍放大率下，至少5个视野以上，中性粒细胞
> 　　　数量＞5/HPF（高倍视野）。

（引用自Musculoskeletal Infection Society,2011）

图1　人工关节周围感染诊断的基本流程

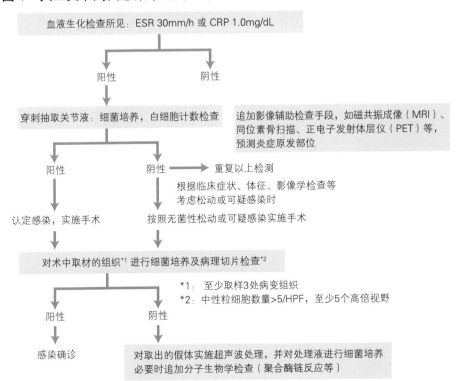

也较为简单，是一种常用、方便的检查手段，尤其是红细胞沉降率（ESR）或C反应蛋白（CRP）值偏高的时候，进行关节穿刺液的细菌培养及白细胞计数检查也是美国骨科医师学会（American academy of orthopaedic surgeons，AAOS）所强烈倡导的。对于明确感染的病例及穿刺液中细菌数较多的情况下，可以通过革兰氏染色来明确细菌的存在。**图2**显示的就是关节穿刺液实施革兰氏染色后所看到的被白细胞吞噬的革兰氏阴性杆菌（大肠杆菌）。虽然类似这样细菌数量较多的样本采用革兰氏染色是十分有效的方法，但是作为人工关节周围感染的筛查试验，其敏感度偏低[1]，不建议作为术中诊断手段。最近有研究报道了根据关节穿刺液中CRP检测值诊断感染的有效性[10]，在诊断人工关节周围感染上具有很高的敏感性与特异性。

◆ 分子生物学诊断法

至今为止可以看到数篇以聚合酶链反应（polymerase chain reaction，PCR）方法为核心的文献报道，但实际上还没有达到临床普及的程度。关于其临床应用的效果还缺乏循证医学证据，笔者曾报道了其在临床实际应用中的有效率[11, 12]。如上文所述，人工关节周围感染的诊断需要综合分析多种检查结果做出结论，PCR法也只是其中的一种方法，它对于现有的快速诊断法无法确定的耐甲氧西林菌（MRS）的检测[13]具有很高的临床效能，今后的发展及普及值得期待。

◆ 影像学诊断

影像学检查只能作为人工关节周围感染诊断的辅助手段，MRI下的关节积液、T2加权影像上周围软组织的高亮信号等是怀疑感染存在的间接征象。既往曾有大量文献报道了各种核医学影像诊断方法[14]，其中利用18F-氟代脱氧葡萄糖（18F-FDG）实施的PET方法进行人工关节周围感染的诊断至今仍存在费用高昂的问题，但若从检查时间和机器的普及率角度考虑，其作为术前的无创性检查方法有着很高的实用价值。笔者等也曾经报道了以氟化钠为放射核素的18F-氟化物PET用于诊断THA术后感染的临床效果[16]。针对TKA术后可疑感染的病例也实施了18F-氟化物PET检查，在感染病例中可以明确地看到核素浓聚现象（参照典型病例术前影像ⓒ）。这些以PET为中心的核医学影像诊断方法还需要循证医学的进一步验证，但将来其在包括无菌性松动在内的术前鉴别诊断方面的功效还是十分值得期待的。

图2　关节液的革兰氏染色所见

可以看到大量的白细胞，所以考虑为急性炎症反应（+）。革兰氏染色可见革兰氏阴性杆菌，可观察到细菌被白细胞吞噬的影像。细菌鉴定结果提示致病菌为大肠杆菌（*E. coli*）。

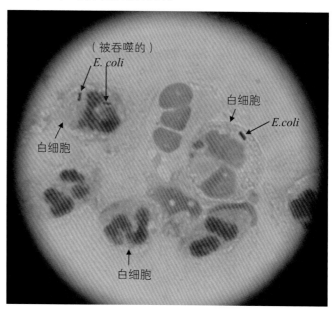

人工膝关节感染的基本手术操作

◆ 二期翻修手术中至骨水泥间置物置入为止的前期操作技术

TKA术后感染的治疗方法包括保留关节的清创手术、一期翻修手术及二期翻修手术等。

冲洗清创方法费用低廉且创伤小，但感染的复发率非常高[17]，平均达到68%（61%~82%）。而且有文献报道[17]，实施冲洗清创后如果没能有效控制感染，即使实施二期翻修手术，再感染的发生率也达34%。一期翻修手术治愈率可达到73%~100%，但缺乏长期随访结果报告[18, 19]，其有可能是一种有效的治疗手段，但目前还不是公认的标准术式。二期翻修手术的治愈率为80%~100%，是当今治疗TKA术后感染的金标准[17,19,20]。笔者等在感染诊断明确的情况下，基本均采用二期翻修手术方式。

手术步骤

1 皮肤切口及关节的显露

2 关节内软组织的处理

3 人工关节的取出 重点

4 关节内的彻底搔刮

5 含有抗生素的骨水泥和羟基磷灰石的安放

6 外固定的应用

典型病例影像

【病例】**具备手术适应证（术前）**

72岁，男性，因膝关节退行性骨关节炎，于12年前实施了右侧TKA手术。因为人工关节松动，4年前实施了右膝人工关节翻修手术（ⓐ、ⓑ）。此后，疼痛逐渐加重，并出现X线影像上的松动改变。化验检查：CRP 0.27mg/dL，ESR 15mm/h。提示轻度炎症反应。术前进行了^{18}F-氟化物PET检查，股骨、胫骨侧均可见大范围的核素高度浓聚（ⓒ箭头）。术前关节穿刺液细菌培养为阴性。

ⓐ、ⓑ术前单纯X线正、侧位片，可见胫骨近端内侧放射透亮线。膝关节内翻畸形，股骨胫骨角（FTA）182°。Insall–Salvati指数为0.51，表现为低位髌骨。

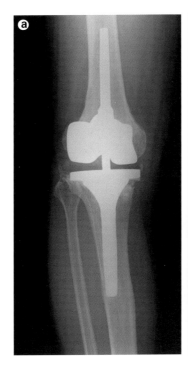
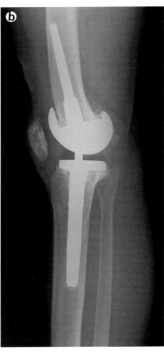

ⓒ术前进行了¹⁸F-氟化物PET检查，股骨、胫骨侧均可见大范围的核素高度浓聚。健侧（左膝）未见明显核素浓聚。

根据疼痛症状的加重及各种影像检查结果，诊断考虑为感染性或无菌性松动，实施了翻修手术。

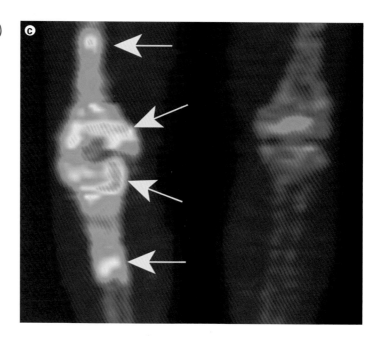

手术操作技术

1 皮肤切口及关节的显露

利用前次手术的皮肤切口，根据需要向远、近段做延长切开。关节显露可选用经股内侧肌入路（mid vastus approach），或显露更为良好的髌旁内侧入路（medial parapatellar approach）。

手术要点及注意事项

当存在关节挛缩、低位髌骨、关节僵硬等情况导致显露困难时，笔者多采用胫骨粗隆截骨技术[21]，将髌骨与髌韧带一起翻向外侧达到关节显露目的（**图3**）。此外，也可以选用股四头肌斜切技术进行显露。

2 关节内软组织的处理

如果存在关节积液，应认真观察关节液的性状，同时留取关节液样本进行细菌培养、PCR检查。从骨附着部位剥离关节囊，切除关节囊与滑膜组织。关节内与人工关节周围的滑膜组织、纤维肉芽组织须彻底清除。留取用于培养、病理检查、PCR检查所需的滑膜组织样本。对采集的关节液进行术中快速PCR检查，对滑膜组织也进行术中快速病理检查与快速PCR检查以确认检查结果。样本采集时一般选取关节囊、股骨侧、胫骨侧等多个部位（通常选用3个部位）。本病例在快速病理诊断中发现大量中性粒细胞浸润（**图4**）。

图3 关节显露方法

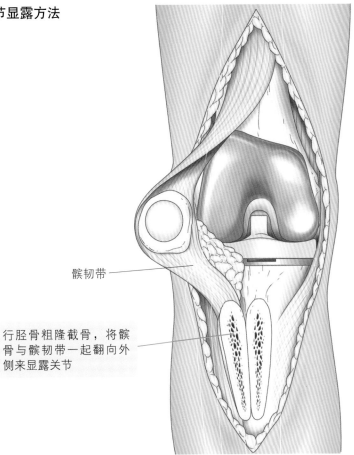

髌韧带

行胫骨粗隆截骨，将髌骨与髌韧带一起翻向外侧来显露关节

图4 冰冻切片的快速病理检查所见
可见中性粒细胞浸润（箭头所示）。

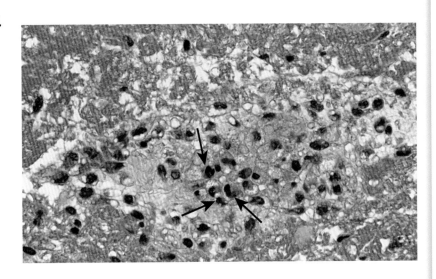

3 人工关节的取出

　　首先检查确认股骨侧与胫骨侧假体的稳定性，如果已经松动，则假体容易去除，也可以连同聚乙烯垫片一起取出，但通常情况下都是先行取出聚乙烯垫片（**图5**）。使用垫片取出钳、骨刀或骨膜剥离子可以方便解除垫片的锁定机制，PS型假体也可以用骨刀先行截断凸起的垫片柱状结构，以方便之后的操作（**图6**）。当假体、骨水泥与骨组织结合良好时，应使用薄刃骨刀在假体与骨水泥间隙耐心打入（**图7**）。使用超声骨刀（ultra drive）有利于骨水泥的消融。操作时需小心慎重以最大限度减少骨缺损。需要行髌骨翻修时，髌骨假体部件的取出也同样需要慎重操作。

图 5 取出聚乙烯垫片

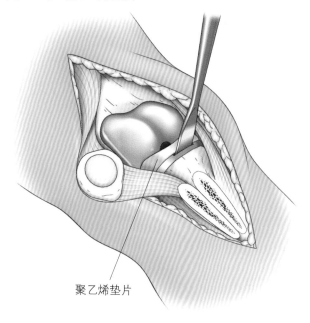

聚乙烯垫片

图 6 切除垫片柱（PS 型）

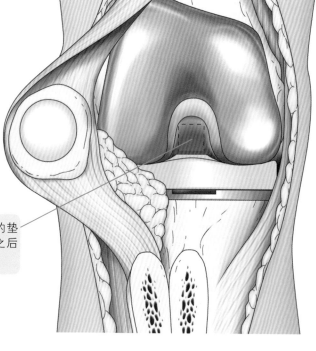

用骨刀先行截断凸起的垫片柱状结构，以方便之后的操作

图 7 胫骨侧假体的取出

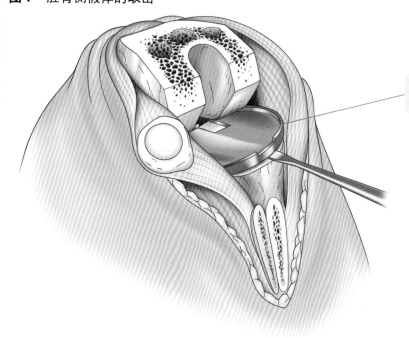

使用骨刀去除胫骨侧假体

图8 髌骨假体的去除

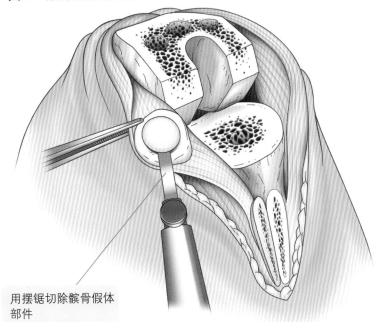

用摆锯切除髌骨假体
部件

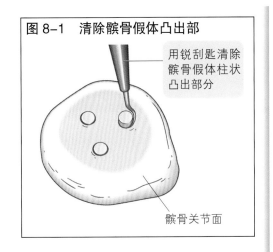

图 8-1 清除髌骨假体凸出部

用锐刮匙清除
髌骨假体柱状
凸出部分

髌骨关节面

图 9 膝关节内的彻底搔刮清理

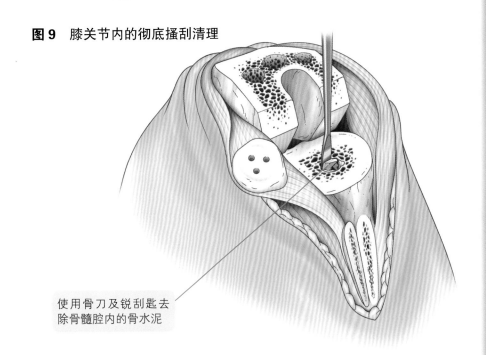

使用骨刀及锐刮匙去
除骨髓腔内的骨水泥

手术要点及注意事项

在进行髌骨置换翻修操作时，因为髌骨骨质菲薄，在去除假体过程中容易
造成骨折，应予以充分重视。笔者一般先使用摆锯将髌骨假体部件切除（**图8**），
然后再使用锐刮匙清除髌骨假体柱状凸出部分（**图8-1**）。

4 关节内的彻底搔刮

人工关节假体取出后，关节后方结构也能得到很好显露，此时要仔细观察关节
整体情况，进行彻底清创、冲洗。采用脉冲冲洗枪冲洗，液体使用量在10L以上。使
用骨水泥固定的假体，髓腔内外的骨水泥均应彻底搔刮干净（**图9**）。可以使用骨
刀及锐刮匙进行骨水泥的清理，也可以使用超声骨刀清理。为了便于下次翻修手
术的术前设计，可以在安放骨水泥间置物或珠链填充物前进行X线摄片。

5 含有抗生素的骨水泥和羟基磷灰石的安放

根据培养细菌的药物敏感性及抗菌药物的缓释性能来决定所使用的抗生素种类。笔者喜欢联合应用含有抗生素的骨水泥与内部可封装抗菌药物的羟基磷灰石（Olympus）。骨水泥使用聚合热较低的产品CEMEX（Tokibo公司），股骨侧安放成品塑型间置物（Biomet公司），胫骨侧一定不要使用已塑型产品，要术中手工制备（**图10**）。人工关节取出后残留的包括髓腔在内的腔隙则放置羟基磷灰石填充物。在使用具有间置填充作用与抗生素缓释效果的骨水泥的基础上，联合应用羟基磷灰石填充物的方法（**图11**），可以取得满意的临床效果[22]。

手术要点及注意事项

要参考取出的聚乙烯垫片的厚度来调整骨水泥间置物的厚度，以维持膝关节张力适中。髌骨侧最好也能放置骨水泥间置物，但如果髌前张力过大会导致皮肤切口缝合困难，放置前应先确认皮肤的张力情况。

6 外固定的应用

在清创后至二期翻修前的等待期间，从制动、镇痛的角度出发，可以加用关节的外固定，尤其是类风湿关节炎患者、耐甲氧西林金黄色葡萄球菌（MRSA）患者、免疫力低下患者及清创后再次感染术后等复杂病例，更建议同时使用局部外固定。但因为外固定会加大患者身体及心理负担，使用与否因人而异。笔者实

图10 安放完毕的骨水泥间置物

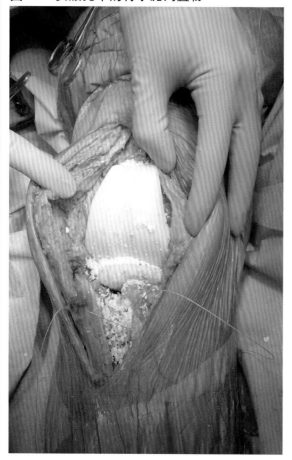

图11 埋置有羟基磷灰石的骨水泥间置物

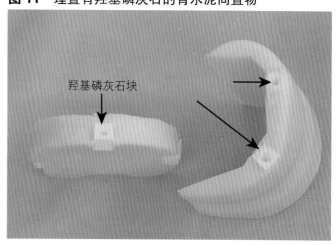

羟基磷灰石块

际工作中也有过类似经验，某些MRSA患者经过多次清创、骨水泥间置物植入手术感染均未能得到控制，而在采用添加抗菌药物的羟基磷灰石填充并结合外固定后，感染得到良好控制。对于出院在家中等待二期翻修手术的患者，最好联合应用局部外固定以减少继发骨质破坏，不使用外固定的患者也建议使用膝关节支具保护。

典型病例影像

【病例】 **具备手术适应证（术后）**

根据疼痛加重及影像诊断结果，考虑为感染性或无菌性松动，实施了手术。人工关节取出后，制作了含有万古霉素的骨水泥模块，髓腔内填充了添加有万古霉素的羟基磷灰石块。术后予以多立培南（Doripenem）静脉抗炎治疗2周，血液生化检查证实炎症已经得到控制。在清创术后3个月，明确炎症完全控制后进行了人工关节翻修置换术，股骨远端、后髁及胫骨内侧使用金属垫块以填充骨缺损，选用了带延长杆的人工关节假体，胫骨粗隆截骨处采用螺钉固定。术后恢复顺利，患者可扶手杖行走，目前术后6个月无感染复发迹象。
ⓐ骨水泥模块及羟基磷灰石块填充后的单纯X线正、侧位片。
ⓑ二期翻修术后的单纯X线正、侧位片。

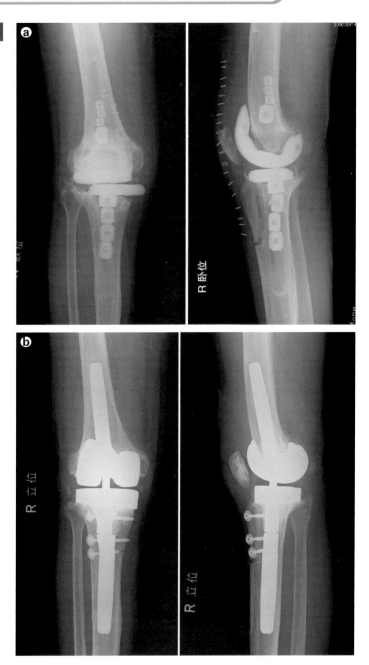

●文献

[1] BAUER T W, PARVIZI J, KOBAYASHI N, et al. Diagnosis of periprosthetic infection. J Bone Joint Surg, 2006, 88-A : 869-882.

[2] PARVIZI J, ZMISTOWSKI B, BERBARI E F, et al. New definition for periprosthetic joint infection : from the Workgroup of the Musculoskeletal Infection Society. Clin Orthop Relat Res, 2011, 469 : 2992-2994.

[3] KOBAYASHI N, BAUER T W, TUOHY M J, et al. Brief ultrasonication improves detection of biofilm-formative bacteria around a metal implant. Clin Orthop Relat Res, 2007, 457 : 210-213.

[4] TRAMPUZ A, PIPER K E, JACOBSON M J, et al. Sonication of removed hip and knee prostheses for diagnosis of infection. N Engl J Med, 2007, 357 : 654-663.

[5] PHILLIPS J E, CRANE T P, NOY M, et al. The incidence of deep prosthetic infections in a specialist orthopaedic hospital : a 15-year prospective survey. J Bone Joint Surg, 2006, 88-B : 943-948.

[6] FELDMAN D S, LONNER J H, DESAI P, et al. The role of intraoperative frozen sections in revision total joint arthroplasty. J Bone Joint Surg, 1995, 77-A : 1807-1813.

[7] MIRRA J M, MARDER R A, AMSTUTZ H C. The pathology of failed total joint arthroplasty. Clin Orthop Relat Res, 1982, 170 : 175-183.

[8] BANIT D M, KAUFER H, HARTFORD J M. Intraoperative frozen section analysis in revision total joint arthroplasty. Clin Orthop Relat Res, 2002, 401 : 230-238.

[9] LONNER J H, DESAI P, DICESARE P E, et al. The reliability of analysis of intraoperative frozen sections for identifying active infection during revision hip or knee arthroplasty. J Bone Joint Surg, 1996, 78-A : 1553-1558.

[10] PARVIZI J, MCKENZIE J C, CASHMAN J P. Diagnosis of periprosthetic joint infection using synovial C-reactive protein. J Arthroplasty, 2012. [Epub ahead of print]

[11] KOBAYASHI N, INABA Y, CHOE H, et al. Simultaneous intraoperative detection of methicillin-resistant Staphylococcus and pan-bacterial infection during revision surgery : use of simple DNA release by ultrasonication and real-time polymerase chain reaction. J Bone Joint Surg, 2009, 91-A : 2896-2902.

[12] 小林直実，稲葉　裕，崔　賢民，ほか．感染性人工関節に対する再置換術における術中迅速リアルタイム PCR 法による起炎菌同定．日本骨・関節感染症学会雑誌，2009，22 : 27-30.

[13] KOBAYASHI N, INABA Y, CHOE H, et al. Rapid and sensitive detection of methicillin-resistant Staphylococcus periprosthetic infections using real-time polymerase chain reaction. Diagn Microbiol Infect Dis, 2009, 64 : 172-176.

[14] LOVE C, MARWIN S E, PALESTRO C J. Nuclear medicine and the infected joint replacement. Semin Nucl Med, 2009, 39 : 66-78.

[15] REINARTZ P. FDG-PET in patients with painful hip and knee arthroplasty : technical breakthrough or just more of the same. Q J Nucl Med Mol Imaging, 2009, 53 : 41-50.

[16] KOBAYASHI N, INABA Y, CHOE H, et al. Use of F-18 fluoride PET to differentiate septic from aseptic loosening in total hip arthroplasty patients. Clin Nucl Med, 2011, 36 : e156-e161.

[17] SHERRELL J C, FEHRING T K, ODUM S, et al. The Chitranjan Ranawat Award : fate of two-stage reimplantation after failed irrigation and debridement for periprosthetic knee infection. Clin Orthop Relat Res, 2011, 469 : 18-25.

[18] GOKSAN S B, FREEMAN M A. One-stage reimplantation for infected total knee arthroplasty. J Bone Joint Surg, 1992, 74-B : 78-82.

[19] JAMSEN E, STOGIANNIDIS I, MALMIVAARA A, et al. Outcome of prosthesis exchange for infected knee arthroplasty : the effect of treatment approach. Acta Orthop, 2009, 80 : 67-77.

[20] MAHMUD T, LYONS M C, NAUDIE D D, et al. Assessing the gold standard : A review of 253 two-stage revisions for infected TKA. Clin Orthop Relat Res, 2012, 470 : 2730-2736.

[21] VAN DEN BROEK C M, VAN HELLEMONDT G G, JACOBS W C, et al. Step-cut tibial tubercle osteotomy for access in revision total knee replacement. Knee, 2006, 13 : 430-434.

[22] MOCHIDA Y, ISHII K, HARIGANE K, et al. Management of the infected arthroplasty using antibiotic-loaded hydroxyapatite blocks combined with cement spacer // Society for Biomaterials. Annual Meeting and Exposition. Orlamdo, Florida, April 13-16, 2011.

使用含有抗生素的可活动骨水泥间置物治疗人工膝关节术后感染的手术技术

北海道大学研究生院医学研究学科运动功能重建专业讲师　**北村信人**

北海道大学研究生院医学研究学科运动功能重建专业教授　**安田和则**

TKA 术后感染的现状

感染是TKA术后最严重的并发症之一，治疗起来也比较棘手。文献报道TKA术后感染的发生率初次置换为0.2%~2.9%，翻修手术为0.5%~17.3%[1]。根据日本骨科学会学术研究项目的实际调查结果，日本国内TKA术后感染的发生率为1.5%[2]。

针对TKA术后感染采用保留假体的清创、持续冲洗的治疗方法成功率非常低[3,4]。首先取出假体，放置骨水泥珠链，待炎症控制后再行翻修手术的二期置换方法得到大家的认可。这种方法虽然对感染有良好的治疗效果，但在等待二期翻修期间因为关节的不稳定会给日常生活带来极大不便，而且关节周围软组织的挛缩也给翻修手术带来困难，也有文献报道该方法会导致术后膝关节功能不良。所以，为了获得局部抗生素的持续释放，并且维持下肢长度与关节稳定性，同时也为了翻修手术方便显露，在人工关节取出后，临床上使用含有抗生素骨水泥间置物的方法逐渐成为常规[5,6]。骨水泥间置物包括块状的"静态间置物（static spacer）"与带有关节面的"可活动间置物（mobile spacer）"两大类。近年来，笔者选择合适病例，使用可活动间置物治疗TKA感染获得满意效果，达到了减轻关节挛缩与股四头肌短缩的目的。

手术适应证

TKA术后合并深部感染，骨形态比较完整，侧副韧带功能基本正常的病例为最佳适应证。

清创后即使骨组织保存良好，但若侧副韧带功能不全或伸膝装置受损，则术后发生脱位的概率也将大大增高，所以千万不要忽视对术中侧副韧带功能的细心观察。

对于易感人群或身体状况不能耐受多次手术的患者应慎重选择。

术前准备

◆ 针对疾病状况的检查

为了感染的诊断及术后的监测，要进行包括CRP、ESR项目在内的血液生化指标检测及关节穿刺液的培养和白细胞计数检查。另外，为了评估感染波及的深度，根据病情需要实施单纯X线摄片、CT、MRI及ECT等无创影像学检查。

◆ 术前计划、手术器械的准备

了解初次手术的入路，以及掌握植入物的种类、尺寸等准确的相关信息对于顺利实施手术具有重要意义。TKA感染患者大多数假体稳定性良好，应该对取出假体组件的困难程度有充分的思想准备，除了准备好取出假体专用的骨刀外，还要准备好针对术中可能发生的最坏情况的各种手术器械。

手术步骤

1 皮肤切口及关节的显露

2 人工关节的取出、冲洗与清创

3 骨缺损的评估

4 可活动骨水泥间置物的制备 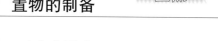 重点

5 可活动骨水泥间置物的安放及固定

6 切口的关闭

典型病例影像

【病例】**具备手术适应证（术前）**

67岁女性，7年前行双侧TKA，出现发热伴右膝关节肿胀表现。
ⓐ单纯X线正位片。
ⓑ单纯X线侧位片。
ⓒ核素骨扫描（⁹⁹ᵐTc）可见右膝核素高度聚集（箭头）。

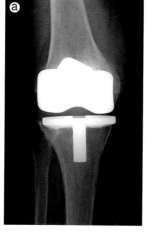

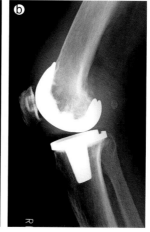

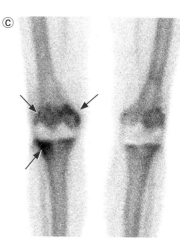

手术操作技术

1 皮肤切口及关节的显露

原则上尽量选用初次手术的皮肤切口，如果无法采用原手术切口，则选择膝正中切口。皮肤存在窦道者要将其一起切除，尽量减少皮下组织的剥离以保护皮肤血运并避免造成不必要的死腔。髌旁内侧入路切开显露关节（**图1**），假体的取出、充分清创及安放骨水泥间置物都需要良好的视野显露作保障，股四头肌紧张导致显露困难时，可根据情况追加股直肌腱斜切等处置。为了预防感染扩散至关节外及骨组织内，要对关节内潴留的脓液充分冲洗后再行炎性肉芽组织的切除。

2 人工关节的取出、冲洗与清创

彻底控制感染是本手术的首要目的，但在进行假体取出操作时十分重要且必须牢记的一点就是：为了二期翻修置换手术的成功，一定要尽可能保留骨量。同时，操作过程中如果发现疑似感染的病灶，也要进行取材并提交细菌培养及病理检查。

假体取出一般按照聚乙烯垫片（**图2a**）、股骨假体（**图2b**）、胫骨假体（**图2c**）的顺序进行。操作时使用薄刃骨刀紧贴假体底面小心打入，使其与骨组织分离，也可以使用能够消融骨水泥的超声骨水泥去除装置（Ultra Drive™ cement removal system，Biomet®）来取出假体。

有时感染也会波及股骨或胫骨髓腔，所以需要打开髓腔，怀疑存在感染者要进行彻底冲洗。最后使用大量生理盐水对整个关节结构进行彻底清洗。后关节囊对维持关节术后的稳定性十分重要，所以要尽量减少对其的剥离。

图1 髌旁内侧入路

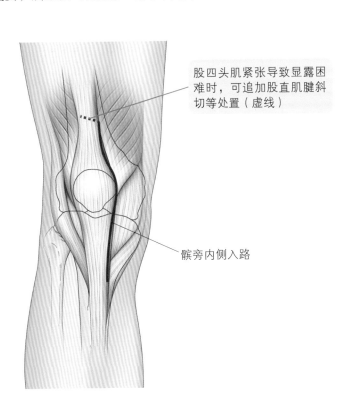

股四头肌紧张导致显露困难时，可追加股直肌腱斜切等处置（虚线）

髌旁内侧入路

图2　关节假体的取出

a.聚乙烯垫片的取出

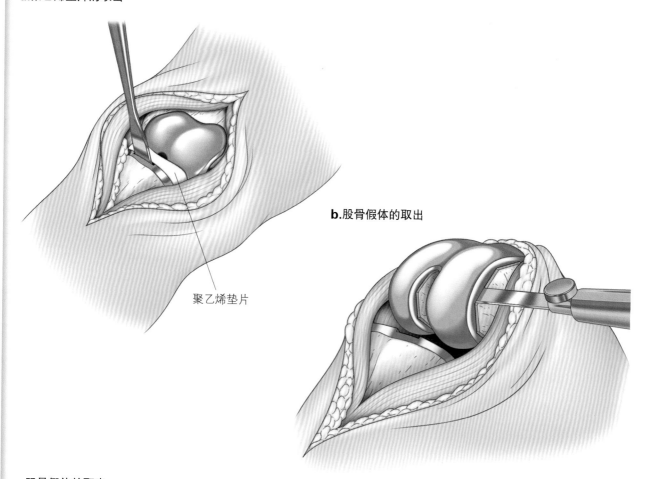

聚乙烯垫片

b.股骨假体的取出

c.胫骨假体的取出

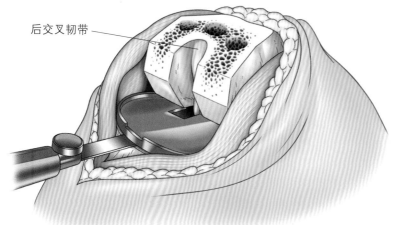

后交叉韧带

手术要点及注意事项

· 感染性肉芽组织的搔刮是否彻底、残留的骨水泥及死骨是否完全清除，是决定手术成败（感染的控制）的关键。

· 首先切除假体周围的软组织，显露出假体的边缘及其周围的骨组织。先用短薄刃骨刀去除假体边缘的骨水泥，再从假体与骨组织间隙较大处逐渐扩大剥离范围，尤其是后髁部位需要使用小细骨刀等确保剥离完全。

图3 假体取出后骨缺损、骨量等的评估

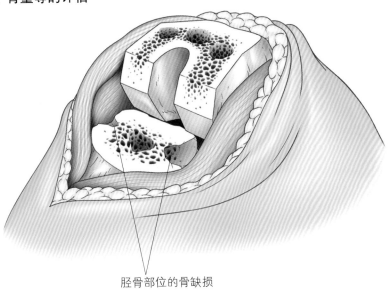

胫骨部位的骨缺损

3 骨缺损的评估

　　股骨前方骨质及形态保留比较完好，但股骨远端及后髁大多会有明显骨缺损（**图3**）。胫骨侧在假体柄周围有较大的骨缺损，缺损不仅限于胫骨近端，甚至波及髓腔结构。测量需要修补的骨缺损的部位及大小，同时探讨是否需要在髓腔内留置含有抗生素的骨水泥。骨缺损较大，整体形态及力线把握困难时，可行术中X线摄片等辅助确认。

　　骨水泥可活动间置物要放置在与下肢力线基本垂直的位置，骨缺损的部位可以用含抗生素的骨水泥做成小垫块来填充调整间置物的放置力线。要尽可能保留骨质，不要通过截骨操作等去调整间置物的安放角度。

4 可活动骨水泥间置物的制备　重点

　　对于术前已经明确初次置换假体种类及型号的病例，可以在关节切开显露的同时，令其他助手同步制作可活动骨水泥间置物，这样可有效缩短手术时间（**表1**）。

　　备好骨水泥［聚甲基丙烯酸甲酯（PMMA）］、骨水泥间置物模具（cement spacer mold, CSM）（**图4**）、骨水泥枪及抗生素（**图5**）。制作可活动骨水泥间置物需要骨水泥（40g/包）2~3包，固定间置物需用1~2包，术前放置于冰箱（4℃）冷藏保存。股骨与胫骨侧各有3种型号的骨水泥间置物模具（Biomet®）可供选择，应根据患者情况选择适宜型号。若选用最小型号的模具（股骨CSM 60mm，胫骨CSM 65mm），使用2包骨水泥就能完成间置物的制作，其他型号的模具2包骨水泥略显不足，建议使用3包骨水泥（**表2**）。

　　抗菌药物必须是具有热稳定性的粉剂，术前若能明确致病菌，可以使用单一抗菌药物，一般选用具有强效抗菌效果的氨基糖苷类（庆大霉素、妥布霉素、阿米卡星等）或者糖肽类（万古霉素）抗生素。

表 1 骨水泥铸模与主要人工关节产品尺寸对照表

股骨

骨水泥模具 （Biomet®）	60mm （63.5-55-42）					65mm （68.5-60-47）			70mm （73-65-52）		
P.F.C.®Sigma™ RP-F（DePuy）	1 （54-50-34.6）	1.5 （57-53-34.8）	2 （60-56-37.3）	2.5 （63-59-38.8）	3 （66-62-41.3）	4 （71-66-45.4）			5 （73-69-49.3）		
NexGen® LPS-Flex（Zimmer®）	B （58-50.3-33.3）	C （60-54.5-34.9）	D （64-58.6-38.6）			E （68-62.5-42.8）	F （72-66.5-46.4）				
Vanguard™（Biomet®）	55 （59-55-38）	57.5 （61-57-40）	60 （64-59-42）			62.5 （66-61-44）	65 （68-63-47）		67.5 （71-66-49）	70 （73-68-51）	72.5 （75-70-53）
Scorpio NRG®CR（Stryker®）	3 （57-51-35）	4 （60-53-37）	5 （62-55-39）	6 （65-57-42）		7 （67-60-44）	8 （70-62-46）		9 （72-64-49）		
LFA®（KYOCERA）	0 （58-51.5-34.5）	1 （62-55-37.5）	2 （66-57.5-40.5）	2.5 （70-57.5-40.5）		3 （70-60.5-43.5）	3.5 （74-60.5-43.5）	4 （74-63.5-46.5）	5 （78-65.5-48.5）		

左 1 列：假体型号。
右 3 列：尺寸（a–b–c） a= 内外径（mm），b= 前后径（外径）（mm），c= 髁间径（内径）（mm）。

胫骨

骨水泥模具 （Biomet®）	65mm （65–39）				70mm （70–42）			75mm （75–45）	
P.F.C.®Sigma™ RP-F（DePuy）	1.5 （62–41）	2 （65–43）	2.5 （67–44）		3 （70–46）			4 （75–49）	5 （81–53）
NexGen® LPS-Flex（Zimmer®）	1 （58–40）	2 （62–41）	3 （66–42）	4 （66–46）	4 + （70–46）	5 （74–46）	6 （74–50）	7 （82–50）	
Vanguard™（Biomet®）	59 （59–38）	63 （63–41）	67 （67–43）		71 （71–46）			75 （75–48）	79 （79–51）
Scorpio NRG®（Stryker®）	3 （61–40）	4 （63–42）	5 （66–44）	6 （68–45）	7 （71–47）			9 （77–51）	
LFA®（KYOCERA）	0 （58–41）	1 （62–44）	2 （66–47）		3 （70–50）	4 （74–53）		5 （78–56）	

左 1 列：假体型号。
右 3 列：尺寸（a–b） a= 内外径（mm），b= 前后径（mm）。

图 4 骨水泥间置物模具（Biomet®）
a.胫骨侧。**b.**股骨侧。

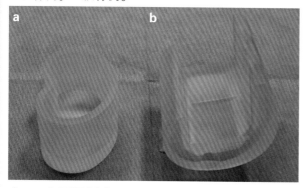

图 5 骨缺损部位的填充材料
a.骨水泥间置物铸模。
b.骨水泥（PMMA）。
c.骨水泥枪。

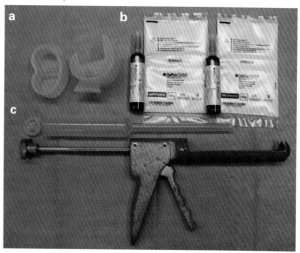

表 2 各型号骨水泥间置物铸模的容积

	产品	容积 /mL
股骨 CSM	60mm	40.8
	65mm	46.9
	70mm	54.5
胫骨 CSM	65mm	21.2 *
	70mm	25.1 *
	75mm	24.4 *

＊： 设定平台厚度为 10mm。

（1）首先将PMMA液态单体与粉状聚合物混合搅拌呈稀糊状，然后快速加入抗生素搅拌混合[一般1包（40g）骨水泥内加入万古霉素2~4g+阿米卡星1~2g]。

（2）将液态的骨水泥倾倒入骨水泥枪筒中（**图6**）。

（3）将枪筒装配到骨水泥枪上，从股骨侧模具（股骨CMS）入口处加压注入（**图7**）。

（4）随后将骨水泥注入胫骨侧模具（胫骨CMS）。胫骨骨水泥间置物的厚度一般10mm即可，但是若因骨缺损等导致伸直间隙过大时可以适当增大厚度。

（5）挤出枪筒中剩余的骨水泥，做成多个小块状结构作为股骨侧骨缺损的填充材料备用。

（6）骨水泥凝固后将其从模具中取出。股骨侧模具在远端凸起侧（关节面侧）可以用手指从中间割痕处慢慢向两侧撕开（**图8**），但与骨固定接合的凹侧一般很难撕开，需要用刀片等辅助切开取出（**图9**）。胫骨侧模具一般通过敲打底部即可方便取出，最后使用打入器等工具将骨水泥枪筒中残留并凝固成圆棒状的骨水泥取出备用（**图10**，**图11**）。

手术要点及注意事项

需要在髓腔内放置骨水泥时，可以同期制作一些骨水泥珠，也可以充分利用骨水泥枪筒中取出的圆棒状骨水泥，与髓腔的尺寸比较匹配，同时又可以根据需要调整长度。

图 6　将液态骨水泥倒入骨水泥枪筒

助手维持骨水泥枪筒于直立状态，操作者将液态骨水泥倒入枪筒。

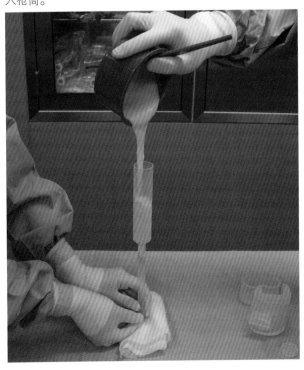

图 7　将骨水泥注入股骨模具

将枪筒垂直放置于股骨模具主入口处，加压注入骨水泥的同时注意防止泄漏。前方弧形突出部分腔隙较窄，骨水泥不容易填充到位，所以注入到一定程度时需要用手指前后挤压模具，将骨水泥推挤到前或后方预定位置后，再次继续加压注入。注入时注意避免模具受压膨胀导致侧面隆起。

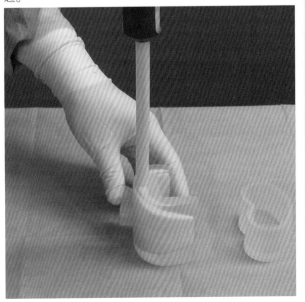

图 8　取出铸型的骨水泥（股骨侧模具）

股骨侧模具在远端凸起侧（关节面侧）可以用手指从中间向两侧剥开。

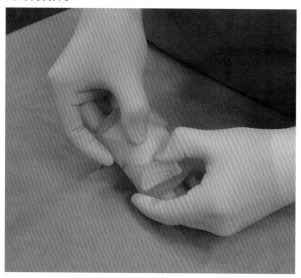

图 10　取出铸型的骨水泥（胫骨侧模具）

敲击枪筒远端（直径1cm），从骨水泥枪筒中取出棒状塑型的骨水泥柱。

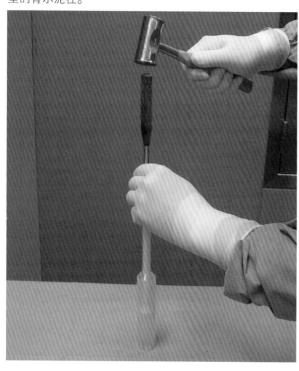

图 9　固定结合凹面的处理方法

股骨模具在固定结合凹面用手术刀切开剥离。

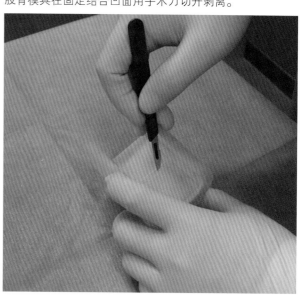

图 11　制作完成的含抗生素的可活动骨水泥间置物及填充用的骨水泥块

使用最小型号模具（股骨CSM 60mm，胫骨CSM 65mm）及2包骨水泥制作的间置物。

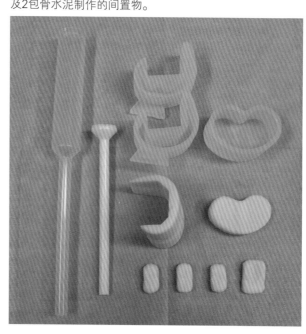

5　可活动骨水泥间置物的安放及固定

　　确定可活动骨水泥间置物的安放位置与力线。首先必须确保伸直位关节的稳定性，因此需要用工具试模或可活动骨水泥间置物来测试关节的稳定情况，同时再次对骨缺损做出评估，确定所需要的骨水泥填充块数目及下一步骨水泥的用量。

　　搅拌固定用含有抗生素的骨水泥，将其涂抹在可活动骨水泥间置物的固定接合面；将膝关节置于屈曲位，依次安放固定胫骨侧、股骨侧骨水泥间置物；将膝关节伸直，调整下肢力线并静置维持至骨水泥凝固（**图12**）。

骨水泥完全凝固后，检查膝关节的稳定性，同时确认关节的活动度（**图13**）。

手术要点及注意事项 ┄┄┄┄┄┄┄┄┄┄┄┄┄┄

可活动骨水泥间置物仅有 3 个型号，所以间置物固定面下方常因骨缺损而产生空隙。股骨侧的骨水泥间置物比较易于安放固定，所以后髁部可以选择适宜厚度的骨水泥垫块预先用骨水泥黏附固定好后，再涂抹骨水泥，安装铸型的骨水泥间置物（**图 14**）。

图 12　含有抗生素的可活动骨水泥间置物的安放

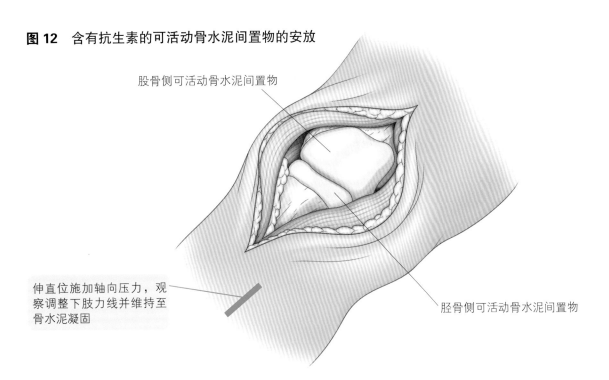

股骨侧可活动骨水泥间置物

伸直位施加轴向压力，观察调整下肢力线并维持至骨水泥凝固

胫骨侧可活动骨水泥间置物

图 13　固定后的含抗生素可活动骨水泥间置物

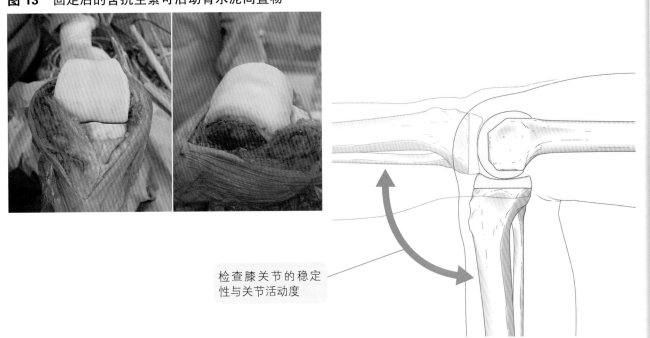

检查膝关节的稳定性与关节活动度

图 14 通过骨水泥垫块调整力线并填充空隙

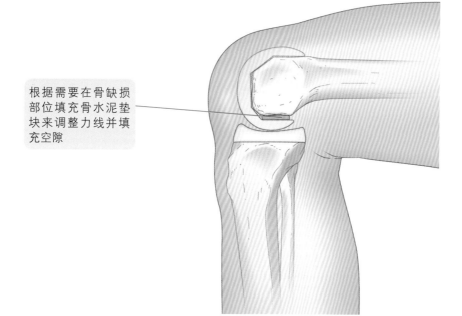

根据需要在骨缺损部位填充骨水泥垫块来调整力线并填充空隙

难点解析

· 可活动骨水泥间置物在屈曲位安装困难的原因多是胫骨侧可活动骨水泥间置物过厚。此时不要强行安装，可重新制作一个薄一点的胫骨侧骨水泥间置物。

· 为了调整伸直间隙，需要同时制备好适宜厚度的骨水泥垫块用来填充股骨远端。

· 如果存在明显的关节不稳伴有脱位倾向时，应该考虑变更术式，改用关节固定型的骨水泥间置物。

6 切口的关闭

创口放置引流管后关闭缝合切口。

典型病例影像

【病例】 **具备手术适应证（术后）**

ⓐ单纯X线正位片。
ⓑ单纯X线侧位片。

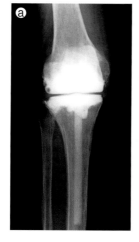
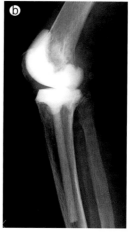

术后康复治疗

术后用膝关节支具固定关节于伸直位，术后24~48h拔除引流管。

关节稳定性、骨质与骨量状态较好的患者，允许在支具保护下进行一定程度的负重活动。术后2周内原则上不做关节屈伸活动训练，但若患膝关节在屈曲、伸直状态稳定性均好，也可以早期开始关节屈伸训练，只是在锻炼时要随时关注切口及炎症进展状况，注意避免过度活动。

● 文献

［1］ 日本整形外科学会診療ガイドライン委員会，ほか. 骨・関節術後感染予防ガイドライン. 東京：南江堂, 2006.

［2］ 正岡利紀，山本謙吾，ほか. 整形外科領域における術後感染の疫学－日本整形外科学会学術研究プロジェクト調査より. 臨床整形外科，2009, 44：975-980.

［3］ BRADBURY T, FEHRING T K, et al. The fate of acute methicillin-resistant Staphylococcus aureus periprosthetic knee infections treated by open déb ridement and retention of components. J Arthroplasty, 2009, 24 (6 Suppl) : 101-104.

［4］ SHERRELL J C, FEHRING T K, et al. Fate of two-stage reimplantation after failed irrigation and déb ridement for periprosthetic knee infection. Clin Orthop Relat Res, 2011, 469 : 18-25.

［5］ CUI Q, MIHALKO W M, et al. Antibiotic-impregnated cement spacers for the treatment of infection associated with total hip or knee arthroplasty. J Bone Joint Surg, 2007, 89-A : 871-882.

［6］ JACOBS C, CHRISTENSEN C P, et al. Static and mobile antibiotic-impregnated cement spacers for the management of prosthetic joint infection. J Am Acad Orthop Surg, 2009, 17 : 356-368.

针对各种关节病变的手术技术

外伤后膝关节挛缩的松解术

帝京大学医学部骨外科学系副教授　渡部欣忍

伸直位膝关节挛缩（屈曲受限）的关节松解术

关节挛缩是指因关节囊及关节囊外软组织瘢痕化所导致的关节活动障碍。膝关节挛缩多继发于膝关节周围骨折（股骨髁、髁上骨折、胫骨平台骨折）或韧带损伤，以及这类损伤的治疗过程中。膝关节屈曲活动受限患者将面临无法在椅子上就坐或乘坐车辆困难等问题。

手术适应证

膝关节挛缩主要由以下原因引起：髌骨上方粘连或髌上囊、关节囊的纤维化；髌下脂肪垫的纤维化、髌韧带短缩等[1]。大部分外伤后的关节挛缩基本都有上述全部因素。轻度关节挛缩可以通过关节镜下关节内粘连松解及术后持续的关节活动训练获得功能改善。

伴有低位髌骨且关节活动度低于30°~40°的病例，单纯行粘连松解难以获得关节活动度的充分改善，这一类的膝关节挛缩通常需要行胫骨粗隆截骨移位术。

本术式的优点

（1）因为腱性组织波及较少，所以对股四头肌肌力的影响很小。

（2）可以改善髌骨的低位畸形，使外形更加美观。

术前准备

◆ 手术麻醉与体位的准备

手术在全身麻醉联合硬膜外麻醉下实施。

采用仰卧位，大腿捆扎无菌止血带，以便于术中可随时移除。准备三角枕或类似物品以备术中使用。

手术步骤

1 关节腔内的粘连松解 ——————

2 胫骨粗隆截骨

3 髌上囊的粘连松解 ——————

4 股四头肌的粘连松解 ——————

5 确定截骨块的固定位置 ——————

6 固定骨床的制备 ——————

7 胫骨粗隆的固定

8 切口的闭合 ——————

典型病例影像

【病例1】具备手术适应证（术前）

左股骨髁上骨折（开放骨折）导致假关节后畸形愈合，经矫形治疗后残留膝关节挛缩。术前膝关节主动活动度15°~25°，麻醉下被动活动度10°~30°。
ⓐ 伸直位。
ⓑ 屈曲位，屈曲活动明显受限。

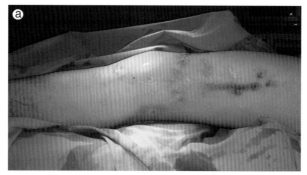

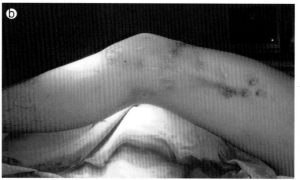

（引用自文献［4］）

86

手术操作技术

1 关节腔内的粘连松解

在进行切开手术之前，也可以先行关节镜检查，但对于重度膝关节挛缩病例，镜检操作技术要求很高，而且在关节镜下切除粘连的瘢痕组织更为困难。

做膝关节正中前方纵切口（**图1**），沿着髌骨内、外侧缘朝向胫骨粗隆方向切开髌韧带的内、外侧缘，并向近端延长切开股四头肌腱（**图2**）。髌骨关节面与股骨滑车关节软骨之间存在坚固的纤维粘连，首先用手术刀自内、外侧缘进行锐性剥离，然后边将髌骨向两侧推移边松解剥离关节前方及内、外侧的组织粘连（**图3**）。髌上囊的粘连松解待胫骨粗隆截骨后实施更方便一些。

图1 皮肤切口

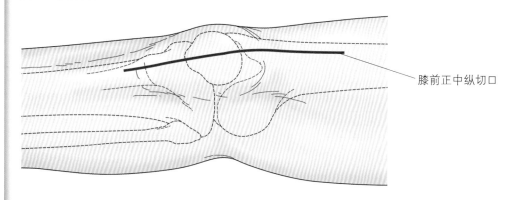

膝前正中纵切口

图2 切开髌韧带的内、外侧缘

沿着髌骨内、外侧缘朝向胫骨粗隆方向切开后，向近端延长切开股四头肌腱

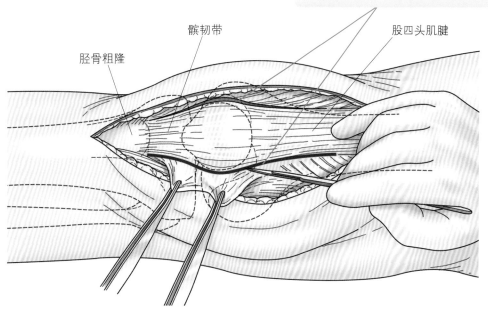

胫骨粗隆

髌韧带

股四头肌腱

图 3　髌骨关节面与股骨滑车关节软骨之间的粘连松解

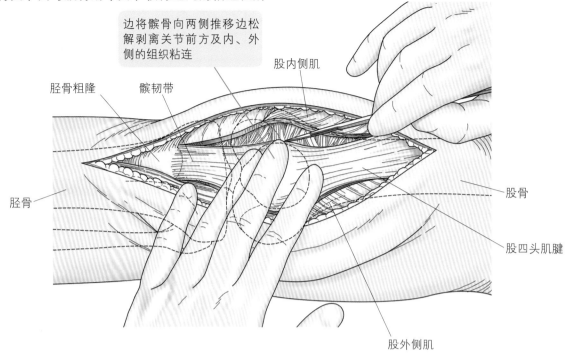

边将髌骨向两侧推移边松解剥离关节前方及内、外侧的组织粘连

股内侧肌

胫骨粗隆　髌韧带

胫骨

股骨

股四头肌腱

股外侧肌

图 4　胫骨粗隆的矩形截骨线

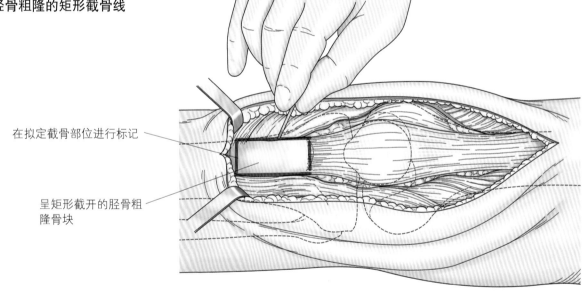

在拟定截骨部位进行标记

呈矩形截开的胫骨粗隆骨块

2 胫骨粗隆截骨

　　剥离髌韧带的内、外侧缘及下表面，明确胫骨粗隆的腱附着部位。因为需要将附着髌韧带的胫骨粗隆向近端移位，所以设计将胫骨粗隆呈矩形截开。在拟定截骨部位做好标记（**图4**），使用骨刀按照远端、内侧、外侧的顺序按截骨线切开（**图5**），深层使用阶梯型骨刀切下矩形骨块（**图5-1**）。

手术要点及注意事项

　　如果切下来的胫骨粗隆骨块过小，上移后将导致固定困难，所以务必注意设计截离的骨块要有足够的大小。另外，截骨块过薄也会导致固定困难，这一点也要重视。

图 5　胫骨粗隆的矩形截骨

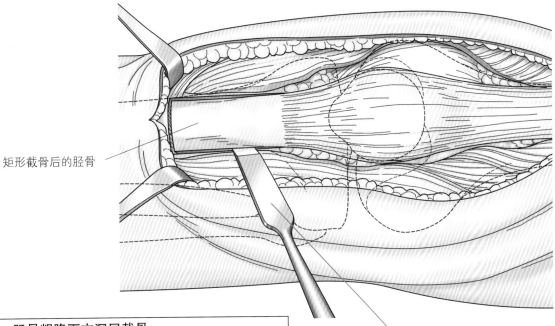

矩形截骨后的胫骨

使用骨刀按照远端、内侧、外侧的顺序按截骨线切开骨质

图 5-1　胫骨粗隆下方深层截骨

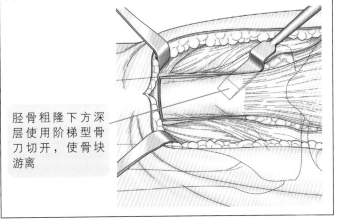

胫骨粗隆下方深层使用阶梯型骨刀切开，使骨块游离

3 髌上囊的粘连松解

　　截开并游离胫骨粗隆后，将胫骨粗隆–髌韧带–髌骨–股四头肌腱呈一体边向近端翻转掀开边自关节腔内切除髌上囊粘连的纤维瘢痕组织（**图6**）。

4 股四头肌的粘连松解

　　使用骨膜剥离子、电刀及手指逐步松解股四头肌与股骨之间的粘连（**图7**），也可以使用锤柄部沿着股骨前表面推开剥离股中间肌与股骨之间的粘连。

手术要点及注意事项

　　本方法优于 Thompson 方法[2]之处是不切除股四头肌的肌肉组织，很少出现术后肌力下降情况。如果想要进一步改善关节活动度，可以实施股四头肌腱成形术，但术后必然会出现伸膝肌力下降的弊端。

图6　髌上囊的粘连松解

将胫骨粗隆-髌韧带-髌骨-股四头肌腱呈一体向近端翻转

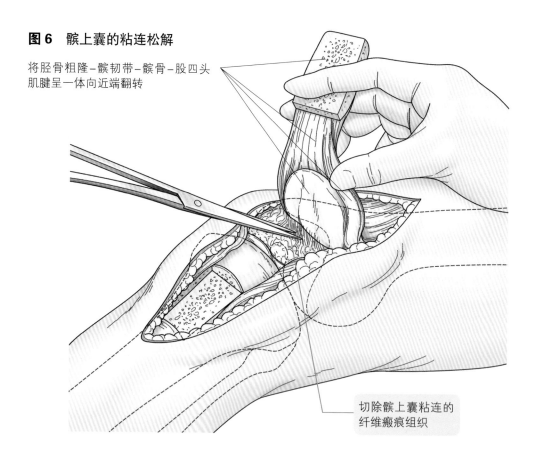

切除髌上囊粘连的纤维瘢痕组织

图7　股四头肌的粘连松解

使用骨膜剥离子、电刀及手指逐步松解粘连

切开翻转的胫骨粗隆

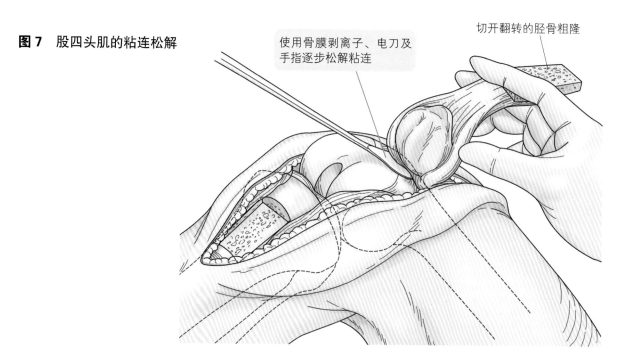

5 确定截骨块的固定位置

　　这一步骤的目的是确定截骨后带有髌韧带的胫骨粗隆向上滑移并最后固定的位置。将游离的胫骨粗隆骨块推压至胫骨近端前方，使用骨把持器把持固定。屈伸膝关节，观察髌骨的活动轨迹（**图8**），再将膝关节维持于90°屈曲位，测试移位后骨块所承受的张力。

图 8 确定胫骨粗隆骨块固定位置的方法

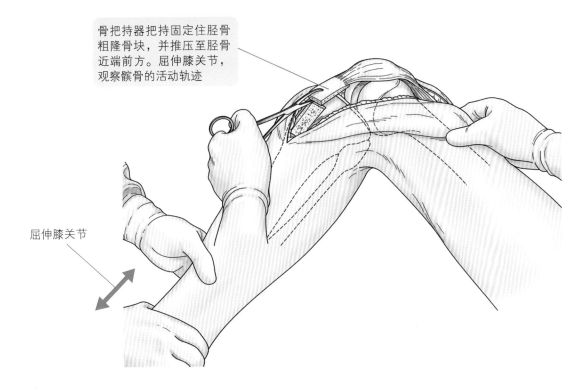

骨把持器把持固定住胫骨粗隆骨块，并推压至胫骨近端前方。屈伸膝关节，观察髌骨的活动轨迹

屈伸膝关节

6 固定骨床的制备

为了固定上移后的胫骨粗隆骨块，需要在胫骨近端制作固定骨床。在胫骨近端关节面的前方用骨刀制作一矩形骨槽，切除的骨块保留，作为原胫骨粗隆部位的植骨材料。

7 胫骨粗隆的固定

使用钉齿垫圈及螺钉固定骨块（**图9**）。为了增加固定强度，螺钉以穿透对侧皮质为佳（**图9b**），但在使用钻头钻孔时要小心别损伤腘窝后方的血管神经束。

外伤后所致的膝关节挛缩，多数情况下胫骨近段骨质疏松严重，骨质条件很差，因此单纯使用螺钉固定不够可靠。而此类患者术后又必须早期开始关节屈伸活动训练，必须保证胫骨骨块固定得足够坚强，所以需要在滑移后的胫骨粗隆两侧使用缝合铆钉做髌韧带–胫骨粗隆的缝合以加强固定（**图9d**）。

> **手术要点及注意事项**
>
> 为了获得充分的关节活动度，应将髌骨尽量向近侧端滑移，使其达到与健侧髌骨同样的高度。这时的胫骨粗隆近侧端常常会超出关节面，而固定又只能在关节面以远的骨块位置实施，所以，滑移骨块不能做得太小，否则难以固定。

图9 胫骨粗隆骨块的固定

a.侧面观

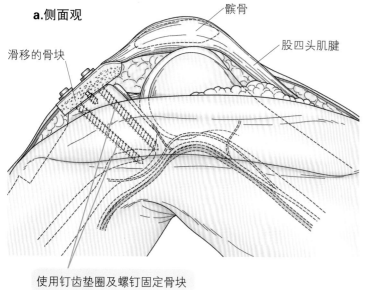

髌骨

股四头肌腱

滑移的骨块

使用钉齿垫圈及螺钉固定骨块

b.固定后的状况

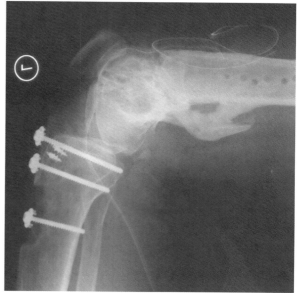

为了增加固定强度，螺钉穿透了对侧皮质

c.前面观

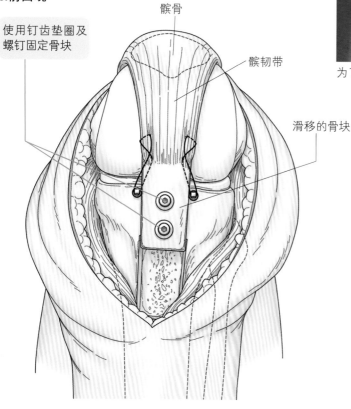

使用钉齿垫圈及螺钉固定骨块

髌骨

髌韧带

滑移的骨块

d.髌韧带–胫骨粗隆的加强固定

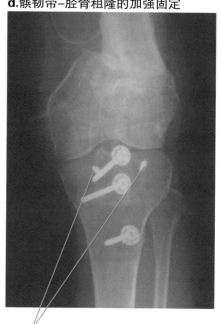

沿着胫骨粗隆的两侧使用缝合铆钉做髌韧带–胫骨粗隆的缝合以加强固定

（引用自文献［4］）

图10 切口的闭合

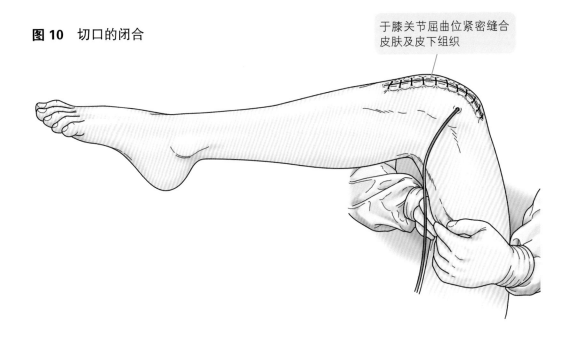

于膝关节屈曲位紧密缝合
皮肤及皮下组织

8 切口的闭合

冲洗、止血后关闭切口。但因为前期处理导致关节囊松弛，所以对于切开的关节囊很难做到可靠的缝合重建。在关节内留置粗引流管，关节囊未能完全闭合的部位采用皮下脂肪覆盖，于屈膝位紧密缝合皮肤及皮下组织（**图10**）。

手术要点及注意事项

可以把阔筋膜张肌腱膜作为补片，来增强缝合关闭困难的关节囊。

术后康复治疗

即使术中止血彻底，术后膝关节也会因为出血而引发严重肿胀，因为凝血的原因，引流管在术后几天内也会逐渐丧失引流功能，届时予以拔除。

因为部分关节囊未能完全闭合，关节腔内的出血可以扩散至皮下组织，导致局部血运不良，所以很多病例切口周围会出现红肿表现，抗生素的使用时间需要适当延长。

术后1周内，膝关节以屈曲位石膏托固定，围手术期采用硬膜外导管给药镇痛，早期通过持续被动运动（CPM）开始膝关节功能训练。

术后3周时，每天至少进行3h CPM训练，同时进行股四头肌的训练。

即使到了术后3~6个月，也会残留大约10°~20°的伸膝迟滞，这种伸膝迟滞情况可以逐步改善，甚至完全恢复。在膝关节伸直支具辅助下，术后2周左右允许负重行走，但如果局部红肿情况严重，负重时间应适当后延。

【病例1】具备手术适应证（术后）

膝关节主动活动度由术前的15°~25°改善至术后的0°~65°，因为早期开始关节屈伸活动训练，固定骨块的螺钉常出现松动情况，待骨块与下方骨床愈合后即可取出螺钉。

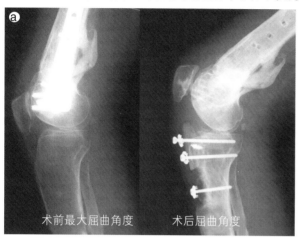
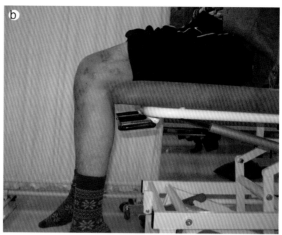

术前最大屈曲角度　　术后屈曲角度

屈曲挛缩（伸直受限）的关节松解术

在人的行走步态周期中，膝关节的伸直无论对承重肢的后程还是行走肢的后程都是不可或缺的功能，膝关节伸直受限将导致行走功能障碍。另外，膝关节伸直受限达到一定程度，不仅行走步态不佳，邻近的踝关节、髋关节因为过度代偿活动也会出现相应的关节损害。膝关节伸直受限的治疗较为困难，通过使用外固定支架进行组织延长的方法有望获得良好的治疗效果。

手术适应证

膝关节10°以上的伸直受限导致行走障碍者。

本术式的优点

总的关节活动度多数没有明显改善，但改善了屈曲挛缩状况，膝关节可以伸直，步态也明显改观。不须行关节切开，属于微创的治疗方法。

术前准备

◆ 麻醉、体位的术前准备

在硬膜外麻醉联合全身麻醉下实施手术。采用仰卧位，不使用止血带。

手术步骤

1 铰链中心位置的确定　

2 胫骨侧 Ilizarov 环形架的安放　

3 股骨侧 Ilizarov 环形架的安放

4 矫正用延长装置的安装

典型病例影像

【病例2】具备手术适应证（术前）

右股骨干骨折、右胫骨近端骨折、右膝后交叉韧带止点撕脱性骨折致膝关节屈曲挛缩，挛缩角度约30°。

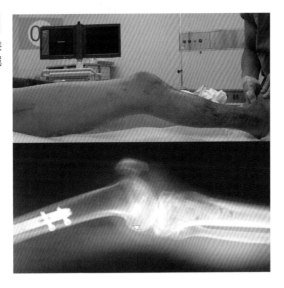

手术操作技术

1 铰链中心位置的确定 重点

使用泰勒空间骨外固定支架（Taylor spatial frame）时没有铰链结构，所以不需要此步骤，但若采用Ilizarov外固定支架治疗时，则必须首先确定铰链中心的位置。

在单纯X线侧位片上，可以把股骨远端后缘皮质延长线与Blumensaat线的交点作为设置铰链中心的目标点[3]（**图11-1**）。瞄准这一位置，在透视下打入2.0~3.0mm的克氏针贯通铰链中心点作为导引（**图11**）。

图11 在铰链设定位置处打入贯通两侧的克氏针

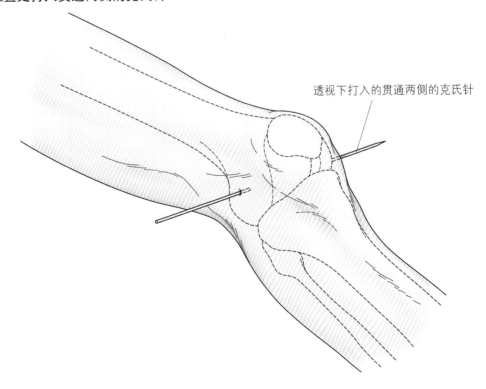

透视下打入的贯通两侧的克氏针

图 11–1　设定铰链安放位置

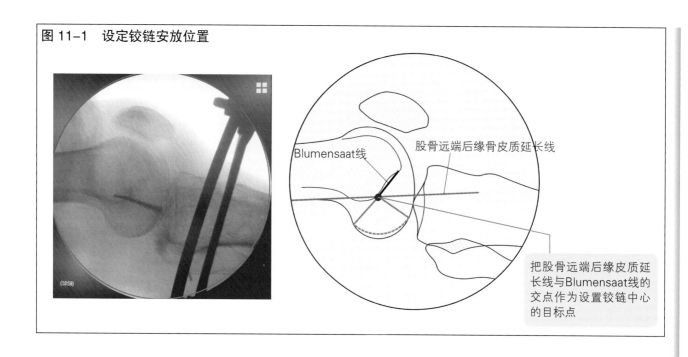

Blumensaat线　股骨远端后缘骨皮质延长线

把股骨远端后缘皮质延长线与Blumensaat线的交点作为设置铰链中心的目标点

图 12　胫骨侧 Ilizarov 环形架的安放

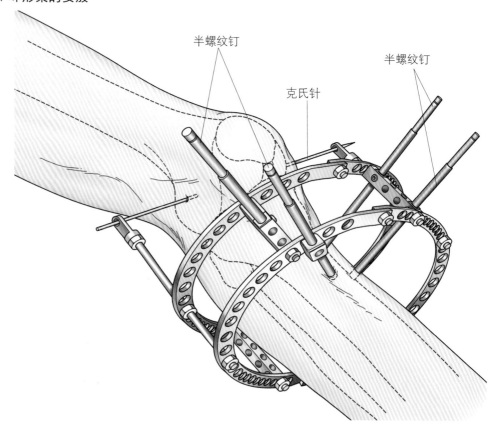

半螺纹钉　　克氏针　　半螺纹钉

2 胫骨侧 Ilizarov 环形架的安放

　　使用半螺纹钉固定由2个Ilizarov环组合而成的框架结构，使其垂直于胫骨纵轴（**图12**），将环架的内、外侧向近端延伸的连接杆上的啮合孔套接到之前打入两侧贯通的导向克氏针上（**图12**）。

图13 股骨侧 Ilizarov 环形架的安放

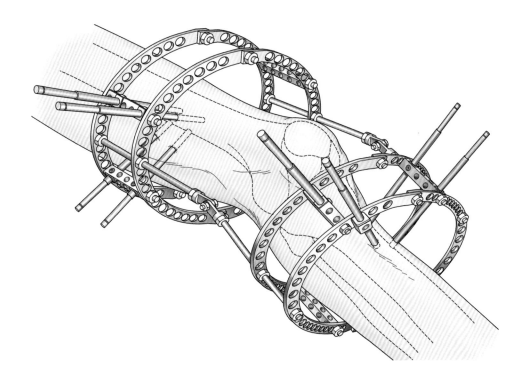

3 股骨侧 Ilizarov 环形架的安放

　　股骨侧也同样采用半螺纹钉固定由2个Ilizarov环组合而成的框架结构，使其垂直于股骨纵轴。连接环形架两侧延伸向远端的连接杆上的啮合组件，使用尼龙螺母固定股骨与胫骨侧的铰链啮合部件（**图13**）。

手术要点及注意事项

　　（1）安装在各骨干上的2个Ilizarov环形架间的距离越宽，则固定强度越大，即使进行大强度关节活动也不会导致固定失效。所以，对于关节挛缩严重的病例，胫骨与股骨侧均应设置宽环形架间距的支架组合。

　　（2）胫骨侧最近端的环形架如果是闭合完整环状结构，在膝关节屈曲时可能会与股骨侧支架远端发生撞击，从而影响关节的活动训练。所以胫骨侧近端最好是选用 5/8 圆的环形架。只是 5/8 圆的环形架在强度上弱于全环形架，对于关节术后需要强力矫正的病例建议还是采用全环形架。

4 矫正用延长装置的安装

　　最后，将用于矫正的延长装置分别安装在膝关节前、后方，完成全部手术操作（**图14**）。

图 14 矫正用延长装置的安装

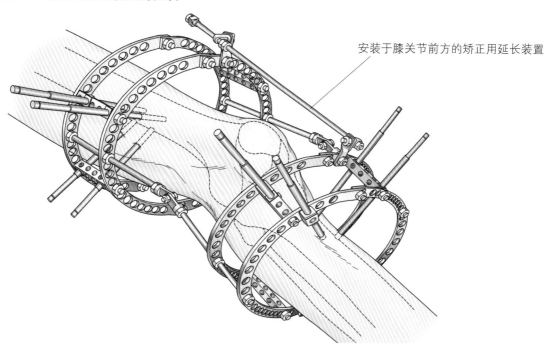

安装于膝关节前方的矫正用延长装置

图 15 改换成外固定支架的变更病例

改换成外固定支架

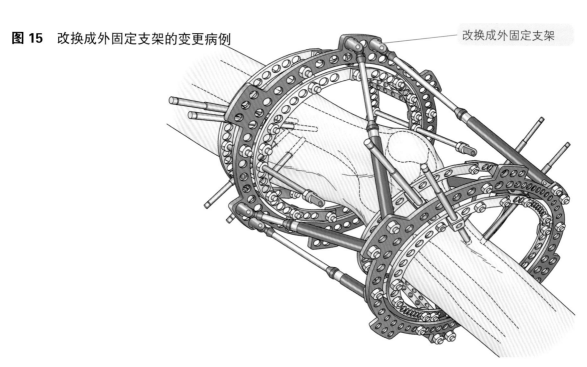

手术要点及注意事项

（1）使用外固定支架可以自由调整股骨与胫骨的相对位置。

（2）Ilizarov 环形架外固定矫正过程中出现膝关节半脱位，反复调整铰链位置也无法满意复位时，在治疗过程中可变更为外固定支架固定（**图 15**）。

术后康复治疗

手术后通过调整延长装置，膝关节前方收紧、后方延长，使膝关节逐渐伸直。膝关节出现半脱位情况时，则需要在X线透视下反复调整铰链的位置。

典型病例影像

【病例2】具备手术适应证（术后）

在外固定支架拆除前，膝关节伸直受限角度从−35°改善至0°。拆除外固定支架后，伸直受限情况略有加重，但膝关节整体活动度明显改善。

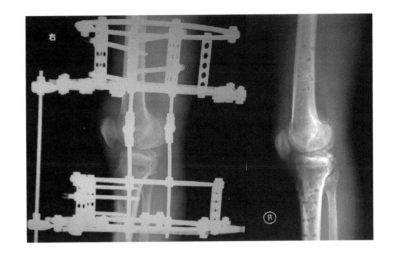

●文献

[1] 冨士川恭輔，伊勢亀冨士朗，三倉勇閲，ほか.Infrapatellar extensor appratus の antero-proximal advancement による膝関節授動術について. 臨床整形外科，1983，18(1)：19-28.

[2] CRENSHAW A H Jr.Nontraumatic disorders // TERRY C S. In Campbell's Operative Orthopaedics. 9th Ed. Mosby, 1998：769-786.

[3] LEE D H, KIM T H, JUNG S J, et al.Modified judet quadricepsplasty and Ilizarov frame application for stiff knee after femur fractures. J Orthop Trauma, 2010, 24 (11)：709-715.

[4] 渡部欣忍.骨折内固定術後感染に対するイリザロフ法による治療. 整·災外，2010，53 (5)：650-661.

HTO 术后骨延迟愈合和假关节的诊断与手术技术

横须贺市立市民医院关节外科中心主任　**竹内良平**

横滨市立大学研究生院医学研究学科运动系统疾病专业（骨科）教授　**斋藤知行**

横滨市立大学名誉教授　**腰野富久**

HTO 的定义

胫骨高位截骨术（high tibial osteotomy，HTO）是当今骨科医疗水平层面能够解除膝关节疼痛且不波及关节本身的唯一保膝治疗手段。在实施HTO之前，一般常规先行膝关节镜检查，在观察关节整体状况的同时，根据病情需要对半月板及软骨缺损进行相应的处理。

胫骨截骨的手术方法一般根据截骨面位于髌韧带胫骨止点上方或下方而分成两大类，HTO是指截骨面位于髌韧带胫骨止点上方的术式[1]，它与截骨面位于髌韧带胫骨止点下方的术式截然不同[2]。后者是属于胫骨粗隆下的截骨术式，股四头肌收缩时不会对截骨面施加压力，这一点是导致截骨术后骨愈合差别巨大的主要原因。HTO术后股四头肌收缩会给截骨面带来较大的压应力，有利于截骨部位的骨愈合。本文所介绍的HTO即属于可以给截骨面带来有利于骨愈合生理压力的手术类型。

◆ 闭合式胫骨高位截骨术（CWHTO）与撑开式胫骨高位截骨术（OWHTO）

以前实施HTO手术一般采用CWHTO，即在胫骨近端外侧截除与矫形相适应的楔型骨块，外翻小腿矫正畸形后，使用钢板或门形钉固定。但近年来，采用胫骨近端由内向外截骨，通过内侧撑开矫正畸形的OWHTO得到普及并成为现在HTO的主流术式[3-5]。

OWHTO的优点包括：

（1）与CWHTO比较手术方法简便。

（2）不需要处理腓骨。

（3）能够获得和维持准确的矫正角度。

（4）可以早期负重行走等。

由于年轻的骨科医生也能安全实施该手术，因此近年来此手术总量呈逐渐增加趋势。与CWHTO相比较，OWHTO发生骨延迟愈合与假关节等并发症的概率明显降低，但也并不能完全杜绝，不当的手术技术也会增加并发症的发生率。

HTO术后假关节的发生率因手术方法而异，文献报道从0~2.6%不等，总体发生率不高[6]（**表1**），考虑原因如下：一是胫骨近端血运好，远远优于骨干部位；二是股四头肌力施加给截骨部位适度压应力的影响。

原因

◆ 骨接合面的不稳定（骨块之间的固定方式、固定材料）

截骨部位的固定一般多采用专用的钢板或门形钉材料，偶尔也采用外固定支架固定模式。本文只探讨内固定模式。

出现骨接合面的不稳定与内固定材料的选择关系密切，同时也常常与截骨手术中的操作技术密切相关。OWHTO与CWHTO在技术要求上各有特点。

OWHTO的胫骨近端截骨是由内向外实施，保留外侧骨皮质的完整，并以这部分骨皮质为合页进行撑开矫形。所以，当这部分骨皮质发生骨折或术中被切断时，截骨部位的稳定性就会明显下降（**图1**）。合页部发生骨折的种类不同对局部稳定性的影响也各有差异[7]。

CWHTO手术方法所形成的近端截骨面的面积一般均大于远端，因为远端截骨面窄小，使得远端骨皮质易于沉陷入近端松质骨内，导致术后截骨力线的改变及截骨面的迁延愈合（**图2**）。

表1 HTO 术后假关节并发症的发生率

发表者	发表时间（年）	病例总数（例）	假关节例数（例）	发生率（%）
Coventry	1965	30	0	0
Bauer 等	1969	66	1	1.5
Jackson 等	1974	83	1	1.2
Insall 等	1984	179	1	0.6
绪方等	1989	160	0	0
石井等	1992	190	5	2.6

（引用自文献［1］）

图1 OWHTO 术后骨接合部位不稳定的原因　　**图2** CWHTO 术后骨接合部位不稳定的原因

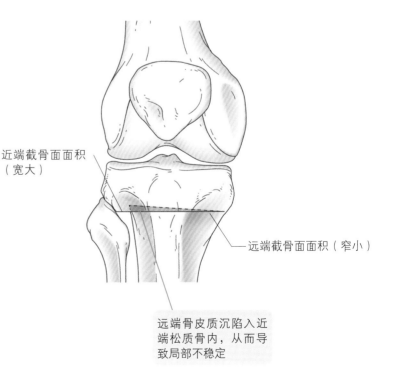

作为合页部分的骨皮质发生骨折或术中被切断而导致不稳定

近端截骨面面积（宽大）

远端截骨面面积（窄小）

远端骨皮质沉陷入近端松质骨内，从而导致局部不稳定

101

◆ 血运不良

过多的软组织剥离、感染等因素是造成血运不良的主要原因。采用钢板固定时建议选用在骨膜表层上方固定的锁定加压钢板（LCP）。

◆ 吸烟（尼古丁及一氧化碳等的影响）

初诊时必须询问是否有吸烟史。实验研究已证明尼古丁会阻碍新骨的形成[8-10]。另外，吸烟时所产生的一氧化碳也会阻碍新生血管的形成。

◆ 合并神经性疾病

关节畸形改变严重但疼痛症状轻微，这类患者骨愈合能力极差，建议慎重选择手术。神经性关节病是此类疾病的典型代表。

◆ 感染

既往有膝关节周围感染的病例应尽量避免手术。术中拉钩过度牵拉压迫皮肤及广泛的软组织剥离都是造成感染的危险因素。一旦出现术后感染，处理起来十分困难。

诊断

◆ 延迟愈合或假关节形成

术后顺利的话，3个月左右截骨处可获得骨愈合。如果超过3个月仍主诉截骨部位有疼痛或不稳定感，则考虑为延迟愈合。如果6个月以上仍未获得骨愈合则称为假关节形成。

> **诊断时须注意之处** ....
>
> 延迟愈合或假关节形成的症状主要表现为行走时截骨部位（膝关节部位）的不稳定感、疼痛、发热及肿胀等，只要没有合并感染，静止时一般没有不适症状。在X线影像表现上似乎截骨处已经获得愈合，但只要患者行走后出现红、肿、热、痛的表现，就高度怀疑存在延迟愈合或假关节形成。

◆ 影像诊断

为明确诊断，除单纯X线片外还需要行CT检查，尤其是冠状面、矢状面的重建影像有重要诊断价值。因为临床上存在截骨部位的不稳定感，所以内、外翻应力位片也有助于诊断（**图4~图6**）。此外，同位素骨扫描、MRI等检查也具有辅助诊断价值。

治疗

◆ 保守治疗

首先应该尽量选用非手术促进骨愈合的治疗方法，近年来应用低能量冲击波（LIPUS）作为治疗手段的报道越来越多，在笔者所经历的临床病例中，既有通过LIPUS使假关节成功愈合的病例，也有通过该手段避免了二次手术的病例（OWHTO术后因吸烟导致骨愈合不良）。此外，针对合并感染的病例则需要同时应用抗生素确保炎症得到充分控制。

图3　针对骨愈合困难病例的手术治疗

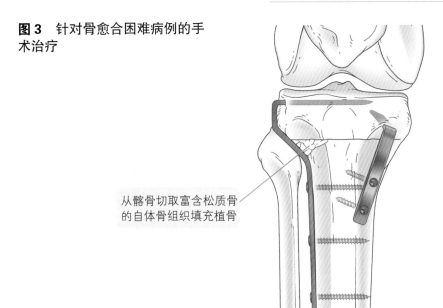

从髂骨切取富含松质骨的自体骨组织填充植骨

◆ 手术疗法

对于保守治疗效果不佳，难以达到骨愈合的病例，最终则需要采取手术治疗方法。手术方法多为从髂骨部位切取富含松质骨的自体骨组织进行填充植骨（**图3**）。此外，局部的坚强固定也是成功的重要因素，必要时可行内、外侧的双钢板固定。

对于初次手术做了骨膜等软组织过度剥离的病例，以及因其他原因导致局部血运不佳的病例，有时需要采取更进一步的治疗措施，例如行带血管蒂的髂骨骨瓣移植等手术以改善局部的血运不良状况。感染病例可以考虑使用外固定架固定，但因为近端骨块较小，有时难以打入外固定所需的螺纹针。

HTO术后假关节形成的发生率很低，治疗上也没有定型的手术方式，手术内容也因人而异。

笔者所经历的三个 CWHTO 术后各有特点的病例

【病例1】右膝退行性关节炎（图4）

患者59岁，男性，因右膝退行性关节炎（**图4a**）实施了CWHTO。手术首先在腓骨中段切除腓骨3cm，然后在距胫骨平台关节面2.5cm处行以外侧为底边的三角骨块楔形截骨，手法矫正力线后，采用外侧Y形翼状钢板、内侧钩钢板固定，术后股骨胫骨角为169°（**图4b**）。术后第二天开始下肢垂于床边行关节活动度训练；训练4周后，在长腿石膏固定下开始行走训练，3个月后去除石膏允许全负重活动。

术后6个月时，患者仍残留有行走时疼痛症状，体格检查行膝关节内外侧应力试验发现存在关节不稳情况。单纯X线片可见截骨部位有透亮线，同时可见矫正角度的丢失现象（**图4c**）。进一步行CT检查提示在冠状面与矢状面均可见截骨部位的骨缺损影像，明确诊断为假关节形成（**图4d**）。

取出钢板后，充分搔刮去除断端的坏死骨，从髂骨切除松质骨填充至断端骨缺损区域，考虑有必要采取坚强的内固定，所以内外侧均选用了辛吉斯公司生产的CWHTO专用的TomoFix固定系统。

术后石膏固定3个月，在二次手术后的第4个月获得骨性愈合。膝关节活动度：伸直0°，屈曲100°。行走时无疼痛症状，JOA评分为85分（**图4e**）。

图 4 病例 1

a.术前单纯X线片。

b.CWHTO实施后的单纯X线片。

c.术后6个月的单纯X线片，截骨部位可见明显的骨透亮线（箭头所示）。

d.术后6个月CT冠状断面像（左侧）与矢状断面像（右侧）。

e.二次手术后1年的单纯X线片，截骨部位获得骨性愈合。

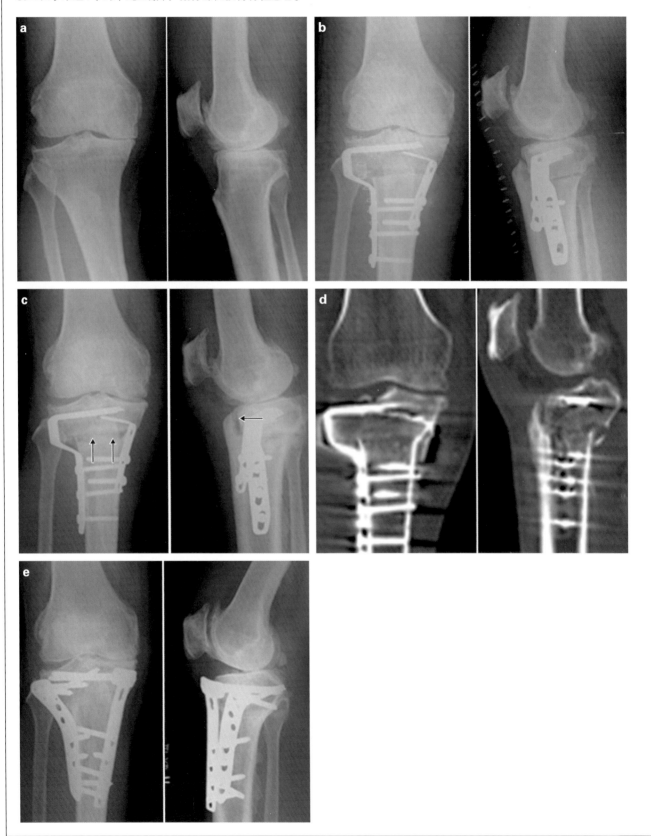

【病例2】右膝退行性关节炎（图5）

　　患者71岁，女性，既往有高血压、支气管哮喘病史。特别强调的是有50年吸烟史，50根/d。术前戒烟3个月后实施了CWHTO手术。术前的JOA评分为45分，关节活动度：伸直0°，屈曲110°。站立位股骨胫骨角（FTA）为192°（**图5a**）。手术在距胫骨平台关节面2.5cm处行以外侧为底边的三角骨块楔形截骨后，手法矫正力线，采用外侧Y形翼状钢板、内侧钩钢板固定，术后FTA为165°，呈过度矫正状态（**图5b**）。

　　术后5周在长腿石膏固定下开始行走训练，术后10周去除石膏，允许全负重活动。此后膝关节持续疼痛，且外翻畸形进行性加重，术后6个月时FTA变为148°，从而判断存在骨延迟愈合情况（**图5c**）。

　　根据病情判断，若不进行干预，不但外翻畸形得不到矫正，也很难获得骨性愈合，所以选择行手术治疗。

　　取出钢板，充分搔刮去除截骨断面的坏死骨，调整下肢力线后，从髂骨取骨行自体骨移植，于胫骨内侧采用TomoFix固定。术后FTA矫正至170°（**图5d**）。手术切口皮肤愈合后即开始低能量冲击波治疗，二次手术后8周开始允许患肢承

图5　病例2
a.术前单纯X线片。
b.CWHTO实施后的单纯X线片。
c.术后6个月的单纯X线片，对比a、b可见截骨部位骨块错位，下肢力线过度外翻。
d.二次手术后的单纯X线片，采用内侧TomoFix固定，FTA矫正至170°。

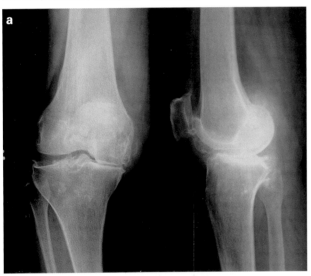
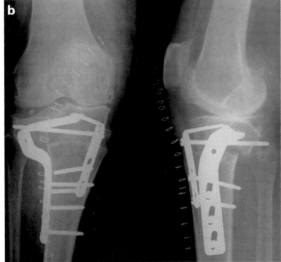
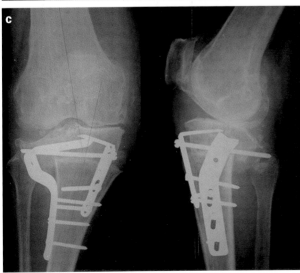
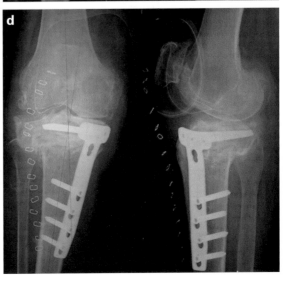

图5 病例2（续）

e. 二次手术后7个月的影像。

e-1. 单纯X线片，无明显骨痂生长。

e-2. CT可见截骨部位骨透亮带，提示未获得骨性愈合。

f. 追加手术，切取带血管蒂的游离腓骨并将腓骨一分为二，一段插入截骨断面内的骨隧道，另一段用螺钉固定于胫骨外侧。

g. 手术最终结束1年后的单纯X线片，提示骨愈合良好。

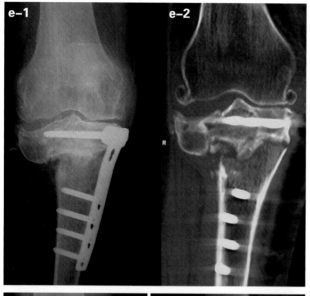

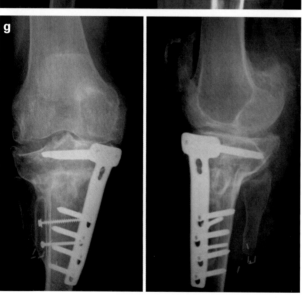

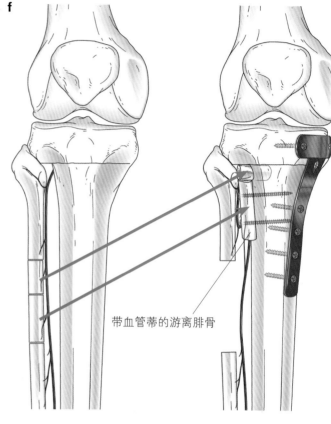

带血管蒂的游离腓骨

受1/3体重压力，9周时承受1/2体重压力，但截骨部位再次出现疼痛并伴有持续加重的外翻畸形，所以再次给予患肢石膏固定。二次手术后7个月行单纯X线片及CT检查，可见植骨区域的骨吸收及截骨端面的骨透亮带（**图5e**）。

推断截骨部位存在较大的血运不良，所以再次实施了追加手术。固定在内侧的TomoFix装置螺钉固定可靠，故予以保留。游离同侧下肢带血管蒂的腓骨骨瓣，将腓骨一分为二，一段插入截骨断面内，另一段置于截骨部位的外侧骨面。移植骨块单纯采用螺钉固定以避免影响其血运（**图5f**）。术后2个月CT检查可见截骨部位内侧已经获得骨性愈合。

截骨部位在末次手术1年后获得充分骨性愈合，膝关节活动度：伸直0°，屈曲100°，JOA评分为80分（**图5g**）。

【病例3】感染性假关节形成（图6）

患者73岁，男性，是笔者至今治疗过的预后最差的病例（**图6a**）。CWHTO术后1周出现切口流脓，细菌培养检出耐甲氧西林金黄色葡萄球菌（MRSA）。将钢板取出，切口内放置含有万古霉素的骨水泥珠链后感染未能得到控制，进一步采用了灌洗引流治疗方案（**图6b**）。即使如此，切口感染仍然无法有效控制，所以在术后1个月左右改为切口敞开，每天清洗换药治疗。此后感染逐渐得到控制，创面采用肌皮瓣转移覆盖。但1个月后感染复发，切口再次出现流脓表现。

推断患者应为难治性胫骨近端骨髓炎，在CWHTO术后第330天时实施了外固定支架固定术（**图6c**）。因为胫骨近端骨块较小，同时也考虑置钉后容易合并感染，所以近端固定钉放置在股骨远端。观察过程中仍未见到期望的骨愈合征象，所以在初次手术后的第690天时切除了10cm左右的胫骨病变部分，利用外固定支架实施了骨搬移术（**图6d-1**）。骨搬移术进行顺利并最终获得骨性愈合（**图6d-2**），在骨搬移术后的第540天去除了外固定支架（**图6e**）。但是因治疗长期迁延，感染虽然获得治愈，但膝关节处于自发性关节强直状态[11]。

图6 病例3

a.CWHTO术后的单纯X线片。
b.植入含万古霉素骨水泥珠链后的单纯X线片。钢板已经取出。
c.CWHTO术后第330天实施外固定支架固定术。感染创口内留置封裹万古霉素的羟基磷灰石方块。
d.CWHTO术后第690天利用外固定支架实施骨搬移术。
d-1.切除约10cm长骨组织，开始实施骨搬移术。
d-2.骨搬移术开始后第140天，移动骨块达到胫骨近端骨块位置。
e.骨搬移开始后第540天，拆除外固定支架后影像，骨愈合良好。

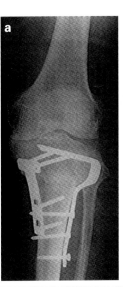
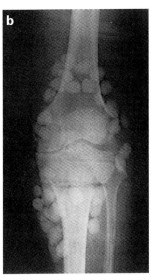
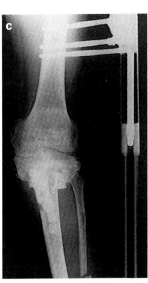
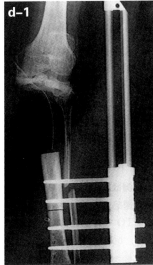
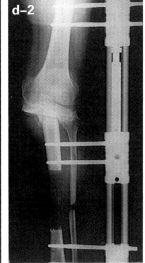
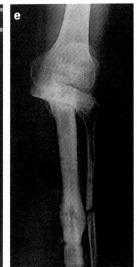

（引用自文献［11］）

107

截骨部位不稳定的研究进展

笔者十分幸运，还没有遇到在OWHTO术后因为出现假关节形成而需要二次手术的病例，所以本文介绍内容不包括OWHTO术后病例。

随着内固定材料的进步及内固定操作的规范化，截骨断端的不稳定问题已经可以较好地解决。锁定加压钢板（LCP）的应用可以在获得坚强内固定的同时，极大地减少对骨膜等骨骼周围软组织的损伤，特别是LCP系列中应用于OWHTO的TomoFix内固定系统，不仅简化了手术操作技术，又增强了截骨部位的稳定性，还可以联合应用人工骨移植技术，使得早期负重行走成为可能[5]。因此，近10年来日本国内的手术例数增长迅速。

人们很容易产生这样的观念，即OWHTO因为损伤较小可以选用一个小钢板固定，这一做法的隐患极大。既往关于OWHTO术后假关节形成的论文也有大量报道，追究其产生的原因，基本都是抱着微创、尽量减少钢板导致的疼痛等消极观念，从而选用短钢板固定[12~14]。Schroter等[15]随访调查了OWHTO术中采用HTO解剖钢板（蛇牌）内固定的并发症发生情况，发现在35例中有2例发生假关节并发症，二次手术实施了自体骨移植并改用TomoFix内固定。

针对胫骨近端假关节的治疗也可以采用胫骨侧长柄的全膝关节置换的方法，但这是治疗的终极手段，既然选择了保膝治疗的手术方案，还是应该优先考虑探索促进骨愈合的治疗方法。

致谢

在此向为本文提供资料的横滨市立大学骨外科教研室及斋藤骨科诊所的长谷川美穗医师、白井骨科诊所的白井利明医师表示诚挚的谢意。

●文献

[1] COVENTRY M B. Osteotomy of the upper portion of the tibia for degenerative arthritis of the knee. J Bone Joint Surg, 1965, 47-A：984-990.

[2] JACKSON J P, WAUGH W. Tibial osteotomy for osteoarthritis of the knee. J Bone Joint Surg, 1961, 43-B：746-751.

[3] STAUBLI A E, DE SIMONI C, BABST R, et al. TomoFix：a new LCP-concept for open wedge osteotomy of the medial proximal tibia-early results in 92 cases. Injury, 2003, 34 (Suppl 2)：55-62.

[4] LOBENHOFFER P, AGNESKIRCHNER J D. Improvements in surgical technique of valgus high tibial osteotomy. Knee Surg Sports Traumatol Arthrosc, 2003, 11(3)：132-138.

[5] TAKEUCHI R, ARATAKE M, BITO H, et al. Medial opening wedge high tibial osteotomy with early full weight bearing. Arthroscopy, 2009, 25：46-53.

[6] 井良 昌，ほか. 変形性膝関節症に対する高位脛骨骨切り術の再手術例の検討. 中部整災誌，1992，35：1577-1578.

[7] TAKEUCHI R, et al. Fractures around the lateral cortical hinge following a medial opening wedge high tibial osteotomy：a new classification of lateral hinge fracture. Arthroscopy, 2012, 28：85-94.

[8] DAFTARI T, et al. Nicotine on the revascularization of bone graft. An experimental study in rabbits. Spine, 1994, 19：904-911.

[9] MEIDINGER G, et al. May smoker and overweight patients be treated with a medial open-wedge HTO? Risk factors for non-union. KSSA, 2011, 19：333-339.

[10] SILCOX D H, et al. The effect of nicotine on spine fusion. Spine, 1995, 20：1549-1553.

[11] 築瀬美穂，ほか. 高位脛骨骨切り術後に発生したMRSA骨髄炎をbone transportにより治療した症例. 日本創外固定・骨延長学会誌，2002，13：67-71.

[12] MILLER B S, et al. The effect of lateral cortex disruption and repair in the stability of the medial opening wedge high tibial osteotomy. Am J Sports Med, 2005, 33：1552-1557.

[13] MILLER B S, et al. Complication after medial opening wedge high tibial osteotomy. Arthroscopy, 2009, 25：639-646.

[14] JACOBI M, et al. Avoiding intraoperative complications in open-wedge high tibial valgus osteotomy：technical advancement. Knee Surg Sports Traumatol Arthrosc, 2010, 18：200-203.

[15] SCHRÖTER S, et al. High complication rate after biplanar open wedge high tibial osteotomy stabilized with a new space plate(position HTO plate)without bone substitute. Arthroscopy, 2011, 27：644-652.

TKA 术后假体周围骨折
应对股骨髁上骨折的逆行髓内钉固定术

福冈骨科医院理事长、院长　**王寺享弘**

随着老龄化社会的到来，行TKA的病例也逐年增多，现阶段日本国内每年TKA手术超过6万例，与之伴随的TKA术后并发症的发生率也呈增加趋势。假体周围骨折是其中治疗较为困难的一种并发症，在目前的治疗中还存在畸形、关节挛缩、假关节形成等诸多问题。假体周围骨折的易发部位按顺序依次为髌骨骨折、股骨髁上骨折及胫骨骨折。

其中股骨髁上骨折的发生率为TKA术后的1%~3%。股骨髁上部位是指股骨远段从圆柱状股骨干形态逐渐向骨端呈圆锥状扩展的部分，自关节面向上大约10cm的范围。随着形态的扩展，骨皮质逐渐由厚变薄，并形成关节内的内、外侧髁结构。因此，股骨髁上部位以及内、外侧髁结构存在力学上的薄弱点，遭受外力容易发生骨折。另外，TKA术后股骨侧假体设计为包绕在股骨远端部位，造成假体前翼的近端部位应力集中，这也是骨折好发的原因之一。

这一类骨折的治疗目标是在获得良好的下肢力线的同时得到确实可靠的骨折内固定，从而使得患者可以早期活动并获得良好的关节活动度，达到骨折愈合、关节功能恢复至伤前水平的目的。

TKA 术后假体周围骨折的分类

◆ 股骨远端骨折

股骨远端骨折一般是参照Lewis & Rorabeck分型方法（**表1**）进行分型[1]，但在此基础上需要联合应用骨折的AO分型方法来确定治疗方案（**图1**）[2]。

◆ 胫骨近端骨折

胫骨近端骨折多采用Felix & Hanssen分型法进行分型（**图2**）[3,4]。

这种分型法是根据主要骨折线的通行部位分为 I ~IV型，在此基础上，又根据以下情况分为3个亚型：

A.人工关节无松动。

B.人工关节松动。

C.关节置换术中骨折。

◆ 髌骨骨折

髌骨骨折依据Goldberd分型法（**表2**）分为 I ~IV型。

本文重点阐述笔者临床经验较多的用以治疗股骨髁上骨折的逆行性髁上交锁髓内钉（intramedullary supracondylar nail，IMSC nail）固定术。

表 1 Lewis & Rorabeck 分型

Ⅰ型	骨折无移位，人工关节无松动
Ⅱ型	骨折伴有移位，人工关节无松动
Ⅲ型	骨折伴有或不伴有移位，人工关节松动

图 1 AO 骨折分型

A型：关节外骨折

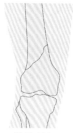 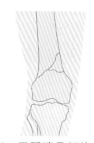 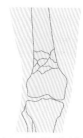

A1：简单骨折　　　　A2：干骺端骨折伴有第　A3：干骺端粉碎
　　　　　　　　　　　　　三楔型骨块　　　　　　骨折

B型：单纯髁部骨折

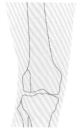 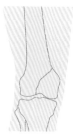 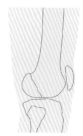

B1：外髁矢状骨折　　B2：内髁矢状骨折　　B3：冠状面骨折

C型：髁上骨折伴关节内
　　　骨折

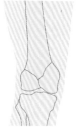 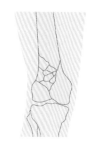 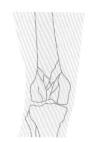

C1：关节面、干骺　　C2：关节面简单骨　　C3：关节面粉
　　端简单骨折　　　　　折，干骺端粉　　　　碎骨折
　　　　　　　　　　　　碎骨折　　　　　　　　　　　　（引用自文献［2］）

图 2 Felix & Hanssen 分型

a.前后位　　　　　　　　　**b.**侧位

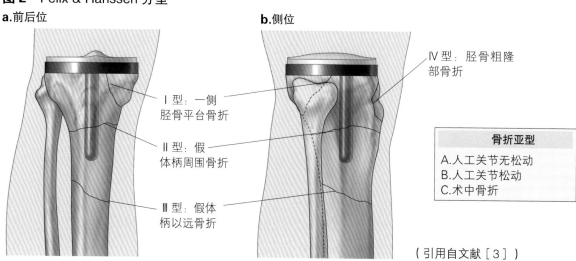

Ⅳ型：胫骨粗隆
　　　部骨折

Ⅰ型：一侧
胫骨平台骨折

Ⅱ型：假
体柄周围骨折

Ⅲ型：假体
柄以远骨折

骨折亚型
A.人工关节无松动
B.人工关节松动
C.术中骨折

（引用自文献［3］）

110

表2 Goldberd 分型

Ⅰ型	伸膝装置无异常，假体与骨界面接合牢固
Ⅱ型	伴有伸膝装置或假体与骨接合面的损伤（**图3**）
Ⅲ型	髌骨下极骨折
a	伴有髌韧带断裂
b	无髌韧带断裂
Ⅳ型	骨折伴有髌骨脱位

图3 胫骨近端骨折与髌骨骨折病例

胫骨为Felix & Hanssen
分型ⅡA型骨折，髌骨
为Goldberd分型Ⅱ型骨
折。
a.术前单纯X线片。
b.术后单纯X线片。

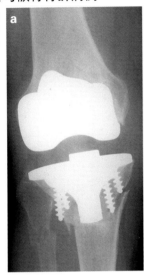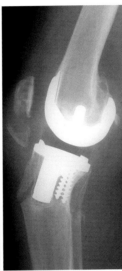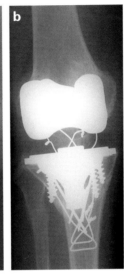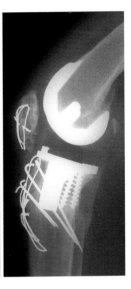

治疗策略

◆ 保守治疗

保守治疗的适应证包括：无移位或移位轻微的Lewis & Rorabeck分型Ⅰ型骨折；重度骨质疏松症或因内科疾病不能耐受手术病例等。另外，对于伤前长期卧床、无行走能力的患者，即使存在部分骨折移位也建议采用保守治疗方法。骨折无移位则直接行高固定，有轻度移位则首先行持续骨牵引复位2~4周，然后改行石膏固定4~6周，患肢6~8周内禁止负重。因为腓肠肌的牵拉作用，骨折远折段一般呈屈曲状态，所以牵引架的转折部位应该置于膝关节近端，便于在牵引时矫正远折段的屈曲移位。

但是，保守治疗存在卧床时间长、关节挛缩及治疗过程中出现骨折移位畸形等缺点，所以只要全身状态允许，即使是Lewis & Rorabeck分型Ⅰ型骨折，从早期离床康复的角度，也建议采取手术治疗方法。

◆ 手术疗法

目前首选的是切开手术方式，目的在于复位关节面、矫正力线并实施切实可靠的内固定，以利于术后早期康复训练。所用的内固定材料包括以传统的95°髁钢板、动力髁螺钉、髁支撑钢板等为代表的钢板系统及Ender钉、Zickel钉（**图4**）等髓内针系统。

钢板固定手术一般损伤较大，易发生关节挛缩并发症，骨质疏松的病例也难以获得坚强的内固定效果。近年来报道的锁定钢板的应用，一方面提升了固定强度，同时也可以采用微创钢板植入技术（minimally invasive plate osteosynthesis, MIPO）进行手术。

图4 应用 Zickel 钉的骨折固定术病例
a.单纯X线正位片。
b.单纯X线侧位片。

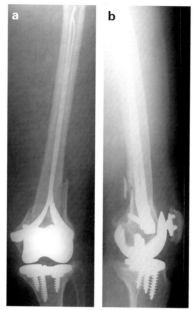

另一方面，髓内钉固定不需要显露骨折部位，软组织也仅行有限切开，有利于骨折的愈合。近年来通过切开膝关节经髁间窝逆行打入的髁上交锁髓内钉（IMSC）技术得到广泛应用。目前临床常用的内固定治疗技术主要为使用IMSC的逆行髓内钉技术及使用锁定钢板的MIPO技术。

◉ **IMSC 技术的优点与缺点**

　·优点

手术时间短，髓内钉的内支撑确保骨折部位不会发生内外翻畸形，固定效果好。另外，无须切开显露骨折部位，保留了骨膜及周围软组织血运。从髓内血运已经受到影响的角度考虑，对于绝大部分使用骨水泥固定的TKA病例来说，这种内固定方式更有利于骨折的愈合[5]。

　·缺点

关节切开有导致关节内感染的风险，对于膝关节屈曲角度不足60°的病例，髓内钉打入操作困难。这一技术还受股骨侧假体部件结构形态（是否有开放的髁间窝）的限制，同侧行长柄全髋关节置换术后的病例不能使用。另外，重度骨质疏松萎缩和预计横行交锁钉难以起到有效固定作用的病例等建议选择使用锁定钢板的MIPO固定技术。

◉**IMSC技术的适应证**

其适应证主要依据骨折类型及股骨假体部件的结构形态来确定。

Lewis & Rorabeck分型Ⅰ型、Ⅱ型骨折适用本方法。

Ⅱ型骨折的骨折线位于股骨假体前翼近端的病例是最佳适应证，也就是说，骨折线至少需要距离关节线4cm以上，否则很难打入横向交锁螺钉。

Ⅲ型骨折伴有假体的松动，可以将翻修手术结合骨折内固定术同时进行，选择安装带有加长延长柄的股骨侧假体部件即可。

AO分类中的A型与C型骨折也是本技术的适应证，C型中的C1型和C2型可以选用IMSC技术，髁部粉碎骨折的C3型则不适宜采用本项技术。

术前准备

◆ **术前的影像学准备**

应该拍摄单纯X线正、侧位片及双斜位片，同时行CT检查，以准确把握骨折的形态及部位。CT有时会因为金属伪影的遮挡影响阅片，行3D-CT可有效解决这一问题。根据影像结果不只做出骨折的Lewis & Rorabeck分型，同时也做出准确的AO骨折分型诊断。

Lewis & Rorabeck 分型是骨折的一种较笼统的分型方式，实际进行临床治疗时还需要把握能够反映骨折细致状态的 AO 分型。

◆ 股骨侧假体部件的术前准备

首先要确认患者股骨侧假体部件的形态结构，带延长杆的人工假体及后稳定型（PS型）伴有髁间窝全封闭的假体种类不能选用IMSC固定技术。另外，髁间窝开放的假体种类如果髁间窝横径小于11cm也很难进行髓内钉植入操作。要充分注意到有些假体种类髁间窝横径的大小会随着假体型号的改变而发生变化（**表3**）[7]。尤其是在侧位片股骨侧假体部件如果放置在过度屈曲位，髁间窝的前后径会变得相对狭窄，难以进行准确的手术操作。

表3　股骨侧假体部件的髁间窝距离

髁间窝横径要求至少不小于11cm，要注意髁间窝横径的大小会随着假体型号的改变而发生变化。

假体种类名称®	生产厂家	最小髁间窝距离	备注
Total Condylar I	强生	15mm	所有型号
Total Condylar II	强生	18mm	所有型号
IB-I	捷迈	16mm	所有型号
IB-II	捷迈	15mm	15~18mm
MG-I	捷迈	11mm	11~12mm（随假体型号变化）
MG-II	捷迈	12mm	所有型号
Nexgen-CR	捷迈	11.9mm	11.9~13.3mm（随假体型号变化）
Nexgen-PS	捷迈	13.7mm	13.7~21.2mm（随假体型号变化）
Duracon	史赛克	18.5mm	所有型号
PCA Primary	史赛克	16mm	所有型号
PCA Modular	史赛克	13mm	13~16mm（随假体型号变化）
Scorpio	史赛克	16.5mm	所有型号
Series 7000	史赛克	19.5mm	所有型号
Omnifit	史赛克	19.5mm	所有型号
NRG PS	史赛克	18mm	18~22.3mm（随假体型号变化）
Kinematic	史赛克	20mm	所有型号
Kinemax Plus	史赛克	17mm	17~21mm（随假体型号变化）
Interax	史赛克	15.8mm	15.8~21.9mm（随假体型号变化）
YS 2	邦美	20mm	所有型号
AGC	邦美	18.1mm	18.1~23.9mm（随假体型号变化）
Maxim	邦美	13.3mm	13.3~15.3mm（随假体型号变化）
Profix Cr	施乐辉	22mm	髌骨滑车沟深，需细髓内钉
Genesis I	施乐辉	20mm	所有型号
Genesis II	施乐辉	16.5mm	16.5~19mm（随假体型号变化）
AMK	DePuy	15.1mm	15.1~22.5mm（随假体型号变化）
PFC Sigma Cr	DePuy	17.8mm	所有型号
PFC Modular Cr	DePuy	16.1mm	16.1~20mm（随假体型号变化）
Hyflex	DePuy	17.6mm	17.6~22mm（随假体型号变化）
LCS	DePuy	13.7mm	13.7~20.6mm（随假体型号变化）
Fine Knee System		19mm	所有型号
FNK		20mm	所有型号
High-Tech Knee		19mm	所有型号
LFA CR	JMM	18mm	18~19.5mm（随假体型号变化）
LFA PS	JMM	18mm	所有型号
YMCK	JMM	19mm	19~21mm（随假体型号变化）
Physio-Knee	JMM	18mm	18~20mm（随假体型号变化）
Opus	MMT	14.3mm	髌骨滑车沟深，钉插入困难

（引用自文献［7］）

◆ 手术用固定器材的术前准备

通过正位及侧位X线影像来确定髓内钉的长度及直径，备好以拟使用尺寸为中心的多个型号的髓内钉，但对于有些情况不明的假体，可能手术过程中才发现髁间窝呈封闭状态而不能采用IMSC技术，所以作为备选方案也应该备好钢板内固定材料。

在扩髓过程中有可能伤及聚乙烯垫片，有时为了扩展手术操作空间也需要取出聚乙烯垫片，所以也需要备好新的聚乙烯垫片以备更换。

另外，如果骨折伴有较重的骨缺损时，单纯内固定很难获得坚强固定，同时也存在骨折不愈合、假关节形成的风险，所以需要备好异体骨或人工骨。

AO分型中的C型骨折一般多合并假体的松动，需要做好假体翻修的预案，但实际工作中很少将骨折内固定与关节翻修手术同步进行。

◆ 麻醉及手术体位的确定

手术在在仰卧位全身麻醉下实施，备好无菌止血带。术后留置硬膜外插管进行联合镇痛治疗。

不使用手术牵引床，为了确保髓内钉置入过程中都能进行标准的正、侧位透视，最好选用不妨碍X线透视的手术床（**图5**）。为了抵消骨折远折段受腓肠肌牵拉所导致的屈曲应力，手术台上使用无菌软枕或敷料垫高患侧膝关节，使其呈屈曲60°状态，且在侧位透视时与健肢不重叠。手术前透视确认骨折的复位状态（**图6**）。

图5　透X线的手术床

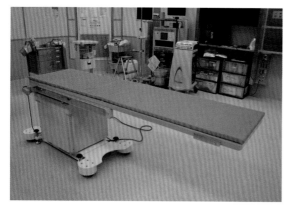

图6　术中下肢体位

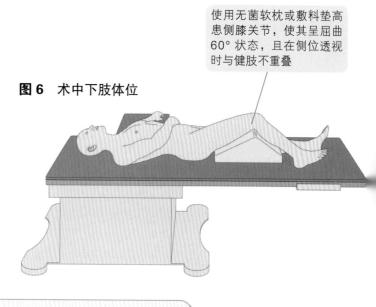

使用无菌软枕或敷料垫高患侧膝关节，使其呈屈曲60°状态，且在侧位透视时与健肢不重叠

手术步骤

1 皮肤切口

2 导针置入及髁间窝磨锉

3 导针的插入及扩髓

4 髓内钉插入与骨折复位

5 远端横栓螺钉的置入

6 近端横栓螺钉的置入

7 切口清洗与关闭

典型病例影像

【病例】 具备手术适应证（术前）

74岁，女性，Lewis & Rorabeck II型骨折，AO分型为A3型骨折。
ⓐ单纯X线正位片。
ⓑ单纯X线侧位片。

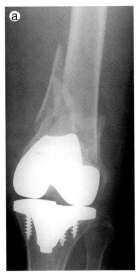 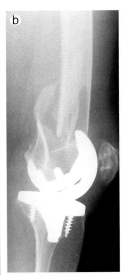

手术操作技术

1 皮肤切口

使用无菌止血带，沿用原手术切口，经髌旁内侧入路显露关节。不需要更换聚乙烯垫片的病例可选用小切口（**图7**），但PS型假体垫片柱状凸起部分会影响手术操作，需要先行取出垫片，所以需要较充分的关节内显露。手术中一般不需要做髌骨翻转操作。

手术要点及注意事项

AO分类中的C型骨折如果伴有髁部骨折块的移位，在此步骤可以实施手法整复，用克氏针临时固定。

髁部固定的克氏针如果影响扩髓操作，可以调整克氏针位置。

2 导针置入及髁间窝磨锉

导针穿刺点的确定：可以通过触诊掌握股骨的左右方向位置，同时在侧位透视影像上找寻残留的Blumensaat线的前缘与股骨髓腔正中线的交点作为预期的入针点。但因为大部分股骨假体部件是不能透射X线的，所以一般把假体前后径的中前1/3作为参考点，通过防护套筒小心操作打入导针（**图8**）。

导针打入后，使用12mm直径的髓腔锉通过导针磨锉股骨髁部位（**图9**）。

手术要点及注意事项

需要注意的是，导针的入针点会受股骨假体部件安放位置的影响，也就是说，如果股骨假体部件安放位置呈屈曲位，则入针点会偏后，可能导致复位不良，骨折部位残留过伸成角畸形（**图10**）[8]。

图 7 膝关节显露入路

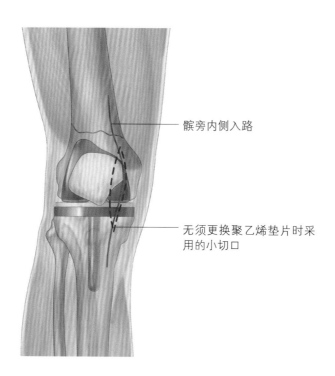

髌旁内侧入路

无须更换聚乙烯垫片时采用的小切口

图 8 确定导针的穿刺入口

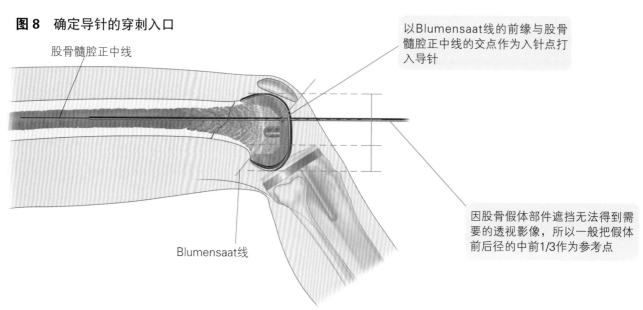

股骨髓腔正中线

以Blumensaat线的前缘与股骨髓腔正中线的交点作为入针点打入导针

Blumensaat线

因股骨假体部件遮挡无法得到需要的透视影像，所以一般把假体前后径的中前1/3作为参考点

图 9 股骨髁部的磨锉

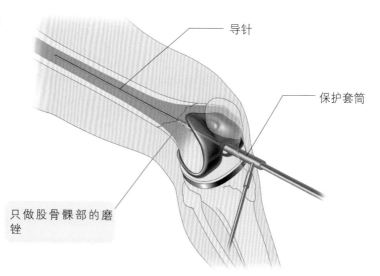

导针

保护套筒

只做股骨髁部的磨锉

图 10 髓内钉插入位置与过伸成角畸形

a. 与股骨解剖轴方向一致的最佳插入位置   **b.** 入针点偏后方时打入髓内钉的状态

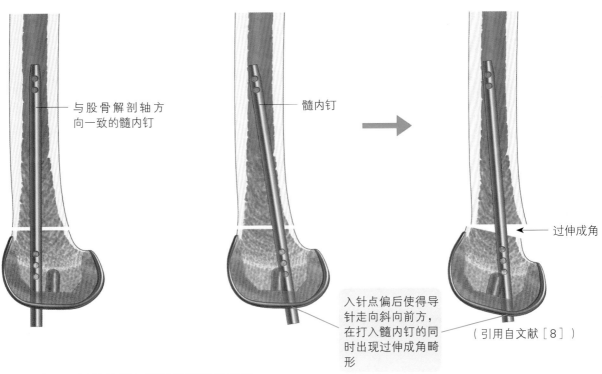

与股骨解剖轴方向一致的髓内钉

髓内钉

过伸成角

入针点偏后使得导针走向斜向前方，在打入髓内钉的同时出现过伸成角畸形

（引用自文献［8］）

图 11 导针的插入及股骨髓腔的磨锉

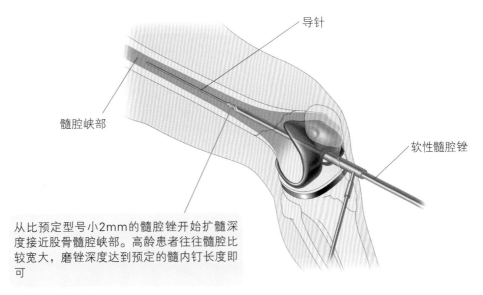

导针

髓腔峡部

软性髓腔锉

从比预定型号小2mm的髓腔锉开始扩髓深度接近股骨髓腔峡部。高龄患者往往髓腔比较宽大，磨锉深度达到预定的髓内钉长度即可

3 导针的插入及扩髓

导针从入针点插入至髓腔近端，从比预定型号小2mm的髓腔锉开始进行股骨髓腔扩髓（**图11**），扩髓深度最好能接近股骨髓腔峡部，但高龄患者往往髓腔比较宽大，所以磨锉深度达到预定的髓内钉长度即可。

手术要点及注意事项

扩髓时不需要确保骨折的精准复位，维持骨折在手法复位的状态下进行操作即可。骨缺损较严重时，从术后稳定性的角度考虑，也可以将骨折部位行嵌插处理，达到短缩愈合的目的。

选用的髓内钉型号要比最终髓腔挫直径小1mm。高龄患者髓腔比较宽大，为防止出现断钉情况，尽量选用直径不小于11mm的髓内钉。将髓内针装配到联结把手上，通过导向棒自开口处小心、缓慢插入，髓内钉一旦通过骨折线就拔出导向棒，并进行最后的骨折复位调整，这时要充分注意不要出现旋转移位。为了防止髓内钉的远端露在关节面，同时也为了避免股骨假体上的小柱状凸起妨碍远端横栓钉的置入，髓内钉尾端的深度至少要陷入关节面下5mm（**图12**）。但是，如果钉尾插入过深也会影响远折段固定的牢固性，导致远折段无法打入2枚以上的横栓螺钉。

疑难问题对策

过伸成角畸形、内外侧成角移位无法矫正！

髓内钉通过骨折线后要实施最终的骨折复位操作。若畸形不能通过手法整复复位，则需要联合应用阻挡钉完成复位。如果是过伸成角畸形，可以使用直径2.4mm的克氏针代替阻挡钉引导调整髓内钉位置完成复位操作。股骨髁部的内外侧成角移位也可以采用同样方法矫正（**图13**）[9]。

矫正内外侧成角畸形也可以采用Joystick方法，即通过把持固定于内外髁部位的克氏针来调整复位，但是因为该部位骨骼质量不佳极易造成髁部骨质破坏，所以不建议使用[10]。

图 12 插入髓内钉

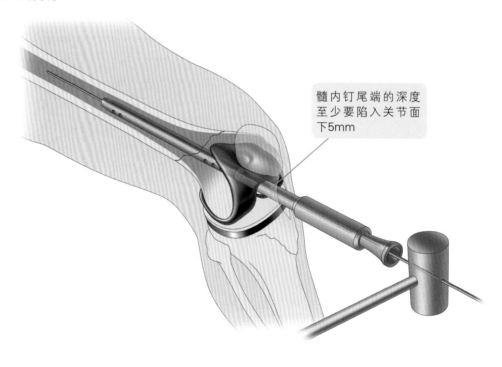

髓内钉尾端的深度至少要陷入关节面下5mm

图13 骨折畸形、移位不能手法矫正时的操作方法

a.过伸成角畸形不能手法矫正时

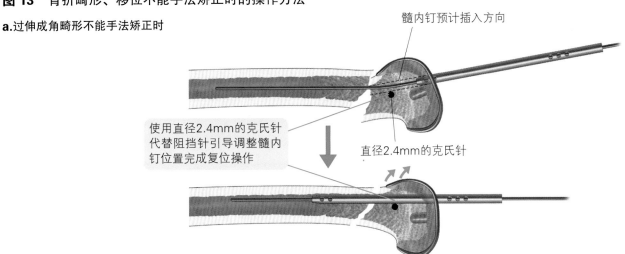

髓内钉预计插入方向

使用直径2.4mm的克氏针代替阻挡针引导调整髓内钉位置完成复位操作

直径2.4mm的克氏针

b.骨折近端内侧移位不能手法矫正时

使用直径2.4mm的克氏针作为阻挡钉引导髓内钉向内侧走行达到复位目的

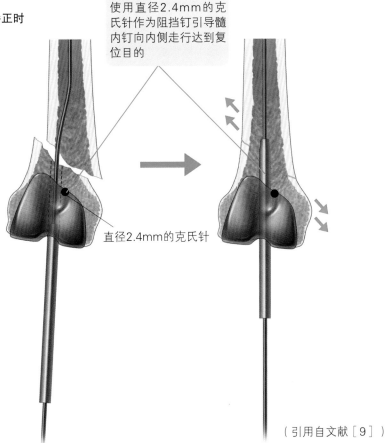

直径2.4mm的克氏针

（引用自文献［9］）

5 远端横栓螺钉的置入

　　安装远端固定用的定位导向装置，首先进行最远端交锁螺钉的打入操作，钻孔后不要立即拧入螺钉，确认第二枚螺钉的打入不会受股骨假体的妨碍之后再拧入螺钉。远端至少需要2枚螺钉固定，且远端骨质强度较低，最好将螺钉联合应用垫圈进行固定。另外，为了固定髁部的骨折块，可将临时固定的克氏针去除，改用螺钉固定，或追加髓内钉的斜行交锁螺钉固定（**图14**）。

图 14 远端横栓交锁螺钉的置入

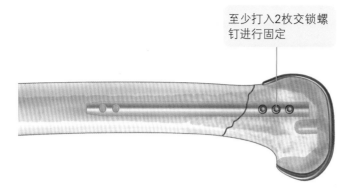

至少打入2枚交锁螺钉进行固定

图 15 近端横栓交锁螺钉的置入

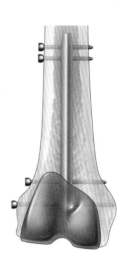

6 近端横栓交锁螺钉的置入

　　近端交锁螺钉可以采用定位导向器来置入，透视下徒手置入也很便利（**图15**）。至少打入2枚以上交锁螺钉，并确定骨折部位固定后的稳定情况。骨缺损较重时需要人工骨或骨水泥填充。如果交锁螺钉松动起不到固定作用，可以局部注入骨水泥增强固定效果[6]。

7 切口清洗与关闭

　　安装钉尾封堵帽，关节充分冲洗后留置负压引流管。为防止假体的损伤及骨屑扩散至假体界面，聚乙烯垫片可以最后再更换安装[11]。

术后康复治疗

　　术后第二日开始使用关节持续被动运动（CPM）装置开始关节活动度训练，负重情况则根据骨折的稳定性来确定，一般3~4周开始负重。为了促进骨折的愈合，可以予以冲击波治疗。但本文所述及的骨折多发生于老年人，因为骨质疏松等原因很难获得坚强的内固定，且常合并有内科疾病，导致运动能力下降，有时术后康复难以按计划实施，术后效果不是十分理想。

典型病例影像

【病例】具备手术适应证（术后）

采用IMSC技术行骨折复位固定术后。
ⓐ单纯X线正位片。
ⓑ单纯X线侧位片。

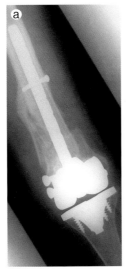
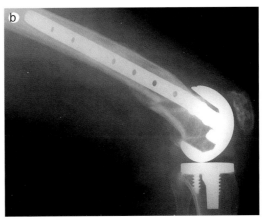

●文献

[1] RORABECK C H, et al. Classification of periprosthetic fractures complicating total knee arthroplasty. Orthop Clin North Am, 1999, 30 : 209-214.

[2] MULLER M E, et al. The compressive classification of fractures of long bone. Berlin : Springer-Verlag, 1990.

[3] FELIX N A, et al. Periprosthetic fractures of the tibia associated with total knee arthroplasty. CORR, 1997, 345 : 113-124.

[4] HANSSEN A D, et al. Treatment of periprosthetic tibial fractures. CORR, 2000, 380 : 91-98.

[5] 佐藤　徹，ほか. 高齢者の全人工膝関節周囲骨折に対する観血的治療法. MB Orthop, 2007, 20 : 59-66.

[6] 長野博志. 大腿骨遠位骨折. MB Orthop, 2011, 24 : 59-68.

[7] 西野仁樹，ほか. 合併症－骨折－人工膝関節置換術(TKA)のすべて. 東京 : メジカルビュー社, 2007 : 230-242.

[8] 栗山新一，ほか. TKA 後の周囲骨折に対する逆行性髄内釘による治療. 整・災外, 2011, 54 : 1563-1573.

[9] 最上敦彦. 大腿骨顆部・顆上骨折に対する骨接合術 // 下肢の骨折・脱臼. 東京 : メジカルビュー社, 2007 : 156-175.

[10] 内野正隆，ほか. 人工膝関節周囲骨折の治療. MB Orthop, 2011, 24 : 65-70.

[11] 堀内博志，ほか. 人工膝関節置換術後骨折 // 下肢の骨折・脱臼. 東京 : メジカルビュー社, 2007 : 186-198.

髌韧带断裂的修复与重建手术

庆应私立大学医学部运动医学综合中心教授　**松本秀男**

手术适应证

髌韧带断裂将造成膝关节的主动伸直功能丧失，这种情况单纯靠保守治疗无法解决，必须实施相关的手术治疗措施。

对于新鲜断裂病例，多数情况下会采用修复手术，但是单纯的缝合修复难以获得足够的修复强度，一般多采用复合某种加强材料的修复手术或者直接行髌韧带重建手术。

对于陈旧损伤病例，因为髌韧带已经瘢痕挛缩，只能选择实施髌韧带重建手术。

修复与重建材料

髌韧带重建手术的修复与重建材料主要包括两大类别：自体屈肌腱和人工韧带。屈肌腱为自体组织，优点是安全性高，但也有初始强度不足并存在强度逐渐衰减、肌腱供区影响等问题。人工韧带的优点是能提供足够的强度，但存在周围组织的炎性反应、感染风险等不足。除了感染危险因子较高病例及某些特殊病例，建议首选人工韧带重建材料，也便于术中进行重建材料的张力调整。

术前准备

◆ 理学检查及影像学准备

通常，无论是理学检查还是单纯X线片检查，均可发现髌骨明显上移表现［参照**典型病例影像（术前）图a、图b**］。

陈旧病例因髌韧带瘢痕挛缩会导致髌骨高位固定，手法复位困难，术前需确认高位髌骨能否手法推压至原位，此外，还需在X线片上了解是否存在撕脱骨折情况。MRI影像上，髌韧带断裂部会因瘢痕组织的增生填充显示似乎连续性完整，但髌骨会有明显上移。

在新鲜损伤病例，MRI影像可显示断裂部位的形态及周围软组织肿胀等炎性水肿表现［参照**典型病例影像（术前）图c**］。髌韧带断裂一般多发生在髌骨附着部，肌韧带断裂部位呈现均匀一致的高亮信号。

◆ 麻醉、手术体位的确定

全身麻醉、腰麻、硬膜外麻醉三种方式都可选择，术中需要确保股四头肌的充分松弛。采用仰卧位，保证术中膝关节屈伸活动不受限制。除了血栓形成高危病例等特殊情况，手术一般在止血带下进行。

手术步骤

1 重建材料（人工韧带）的准备

2 切口，找到并显露髌韧带断裂部位

3 髌骨近端与胫骨粗隆的显露

4 将人工韧带固定至股四头肌

5 制备髌骨部位人工韧带走行通道

6 胫骨粗隆部位骨隧道的制备

7 人工韧带穿过骨隧道

8 人工韧带张力的调整　重点

9 双门形钉固定

10 周围软组织的缝合

典型病例影像

【病例】 **具备手术适应证（术前）**

34岁，男性，橄榄球选手。
ⓐ初诊时单纯X线正位片。
ⓑ初诊时单纯X线侧位片。受股四头肌牵拉，髌骨明显向近端移位。
ⓒ初诊时MRI T1加权侧位片。可见到髌韧带连续性中断（箭头）、周围组织肿胀等炎性反应表现。

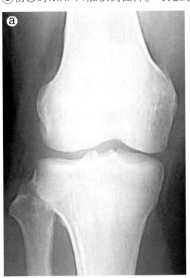
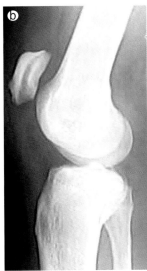
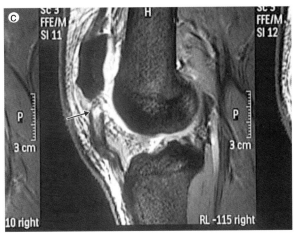

（引用自文献［3］）

手术操作技术

1 重建材料（人工韧带）的准备

使用Leeds-Keio人工韧带（LKDT）作为重建材料（**图1**）。LKDT为30mm宽的人工韧带编织成圆筒状的重建材料，最大承受拉力约为2000N。两端连接有引导用的条带，韧带本体由塑料鞘管包裹。在牵拉操作时塑料保护鞘有助于韧带顺利通过骨隧道及软组织通道，穿过通道后可将塑料保护鞘去除。

2 切口，找到并显露髌韧带断裂部位

以髌韧带断裂部位为中心，自髌骨上缘向胫骨粗隆处做纵行切口（**图2**），切口长度一般10cm左右。皮肤切口如果位于膝关节正中的话，术后跪姿时会导致切口部位的疼痛，所以切口设计可稍偏向内或外侧，尽量避开正中部位。两侧皮瓣要连带皮下组织整体游离，以保护皮肤的血运。

图 1 Leeds-Keio 人工韧带（LKDT）
约30mm宽的人工韧带编织成圆筒状（最大承受拉力约为2000N）。

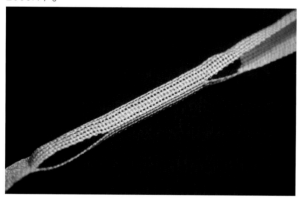

图 2 皮肤切口

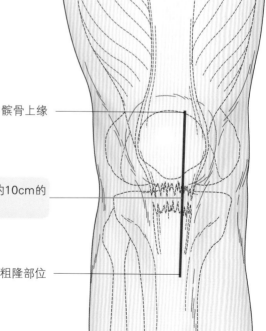

髌骨上缘

膝关节前方偏内约10cm的纵切口

胫骨粗隆部位

3 髌骨近端与胫骨粗隆的显露

探查髌韧带的断裂情况，切口近端显露出髌骨上缘及股四头肌腱远端，以便于此后引导人工韧带横行穿过股四头肌腱髌骨附着处。远端显露至胫骨粗隆髌韧带附着部，方便胫骨粗隆骨隧道的制备及肌腱的通过。

用骨膜剥离子剥离胫骨粗隆外侧的胫前肌肉，确保在制备骨隧道时可以直视到隧道的出口（**图3**）。

4 将人工韧带固定至股四头肌

上一步骤已清晰显露出股四头肌腱髌骨附着处，使用Kelly钳于髌上缘横行穿透股四头肌腱腱性中央部位，牵拉引导备好的人工韧带穿过腱实质（**图4**）。人工韧带连带着塑料保护鞘一起穿过组织，韧带引导完成后可以很方便地将塑料鞘去除。

图3 胫骨粗隆外侧面的显露

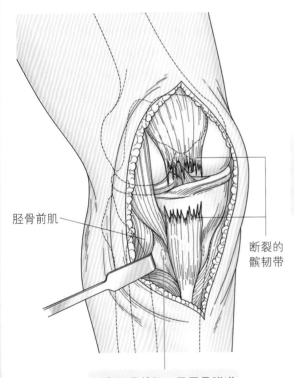

胫骨前肌

断裂的髌韧带

剥离胫骨前肌，显露骨隧道外侧出口

图4 将人工韧带导入股四头肌腱内

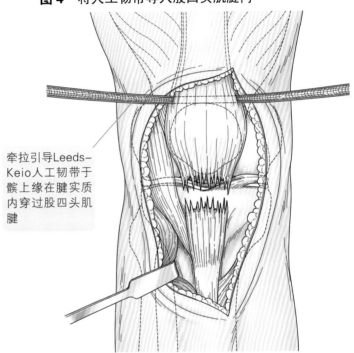

牵拉引导Leeds-Keio人工韧带于髌上缘在腱实质内穿过股四头肌腱

图4-1 制备好人工韧带通道

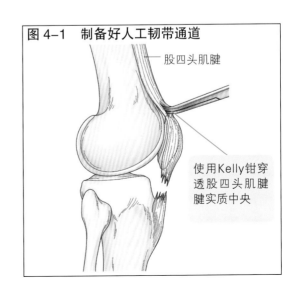

股四头肌腱

使用Kelly钳穿透股四头肌腱腱实质中央

125

5 制备髌骨部位人工韧带走行通道

将人工韧带交叉，贴附于髌骨前表面从远端引出（**图5**），操作时注意尽量不要使人工韧带露出皮下，需潜行剥离髌前支持带，使韧带从其下方通过。向远端牵拉人工韧带的末端，确认韧带已经与股四头肌腱连接牢固，牵拉人工韧带可以使髌骨下移至预期位置（**图5-1**）。

6 胫骨粗隆部位骨隧道的制备

下一步制备胫骨粗隆部位横行通过髌韧带附着部后方的骨隧道（**图6**）。设计制备的骨隧道要求位于胫骨粗隆表面下方8mm处，骨隧道如果设计过于浅表则容易发生隧道的切割破损，设计过深会造成髌韧带走行方向的改变。骨隧道的最佳直径为4.5mm，可以确保韧带双向穿过骨隧道。

图 5　将人工韧带引导至远端

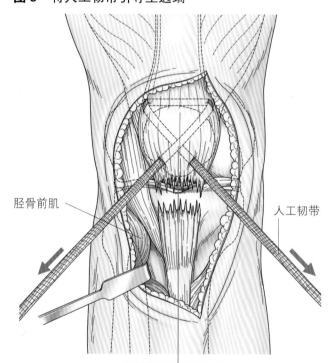

胫骨前肌

人工韧带

将人工韧带交叉，贴附于髌骨前表面从远端引出

图 5-1　手法确定人工韧带可靠性的要点

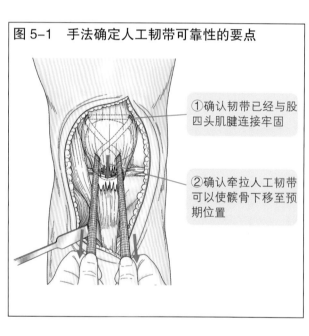

①确认韧带已经与股四头肌腱连接牢固

②确认牵拉人工韧带可以使髌骨下移至预期位置

图 6　制备胫骨骨隧道

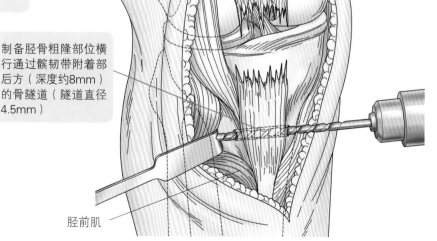

制备胫骨粗隆部位横行通过髌韧带附着部后方（深度约8mm）的骨隧道（隧道直径4.5mm）

胫前肌

7 人工韧带穿过骨隧道

使用钢丝引导人工韧带穿过骨隧道。将上一步骤自髌骨前表面引导至远侧人工韧带的内侧端穿过骨隧道拉至外侧，外侧端穿过骨隧道拉至内侧，使韧带走行呈"8"字结构（**图7**）。若因人工韧带的重叠导致骨隧道通过困难，可适当扩大骨隧道。

8 人工韧带张力的调整

用Kocher钳临时夹紧固定自骨隧道内外侧拉出的人工韧带，行膝关节屈伸活动，观察人工韧带的张力情况及髌骨的活动状况（**图8**）。一般认为韧带的最佳张力状况为：关节能勉强达到最大屈曲位，而在伸直位时允许韧带有轻微松弛。韧带张力过大

图7 引导人工韧带穿过骨隧道

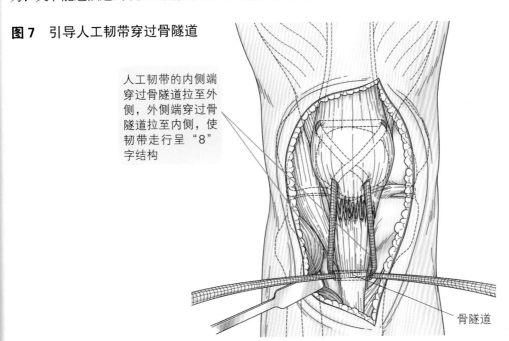

人工韧带的内侧端穿过骨隧道拉至外侧，外侧端穿过骨隧道拉至内侧，使韧带走行呈"8"字结构

骨隧道

图8 观察人工韧带的张力情况与膝关节的活动度

a.伸展位时　　　　　　　　　　　　　　　　　**b.**屈曲位时

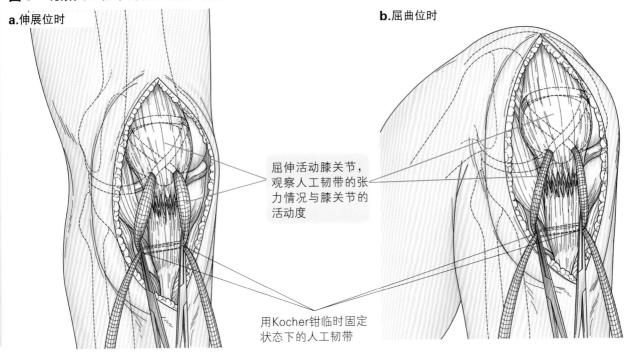

屈伸活动膝关节，观察人工韧带的张力情况与膝关节的活动度

用Kocher钳临时固定状态下的人工韧带

127

会导致屈曲活动受限，过小则会残留伸直迟滞。将韧带临时固定在此位置，拍摄屈曲60°膝关节侧位X线片，观察髌骨的相对位置。同时拍摄健侧膝关节同样屈曲角度的侧位X线片作为参考，调整确定髌骨高度。

9 双门形钉固定

人工韧带的张力调整完毕后，在胫骨骨隧道内外侧出口处使用双门形钉固定人工韧带（**图9**）。第一个门形钉要同时固定住进入和拉出隧道侧的两条人工韧带，然后将拉出端的人工韧带经第一个门形钉上方反折，再将其使用第二个门形钉固定。

门形钉固定技术的要点是要与骨面垂直打入，需要注意的是，与内侧相比较，胫骨外侧骨面倾斜度较大，门形钉打入时对操作技术的要求更高（**图9-1**）。

两侧门形钉固定完毕后，再次行膝关节屈伸活动，观察关节活动度及人工韧带的张力情况。

10 周围软组织的缝合

最后切除人工韧带的多余部分。注意保留足够长度的韧带残端，韧带残端太短容易从门形钉下脱出，导致固定失效。

人工韧带重建髌腱步骤完成后，将周围软组织与人工韧带仔细缝合覆盖，尽

图9 双门形钉固定方法

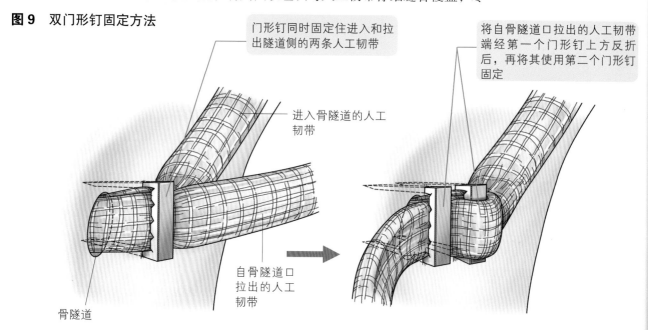

门形钉同时固定住进入和拉出隧道侧的两条人工韧带

将自骨隧道口拉出的人工韧带端经第一个门形钉上方反折后，再将其使用第二个门形钉固定

进入骨隧道的人工韧带

自骨隧道口拉出的人工韧带

骨隧道

图 9-1 门形钉打入胫骨时的注意事项

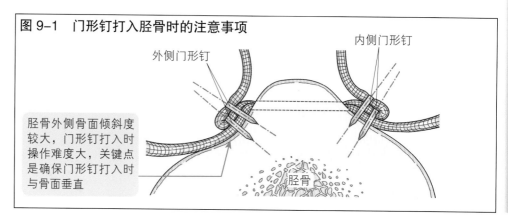

外侧门形钉

内侧门形钉

胫骨外侧骨面倾斜度较大，门形钉打入时操作难度大，关键点是确保门形钉打入时与骨面垂直

胫骨

图 10 人工韧带与周围软组织
的缝合

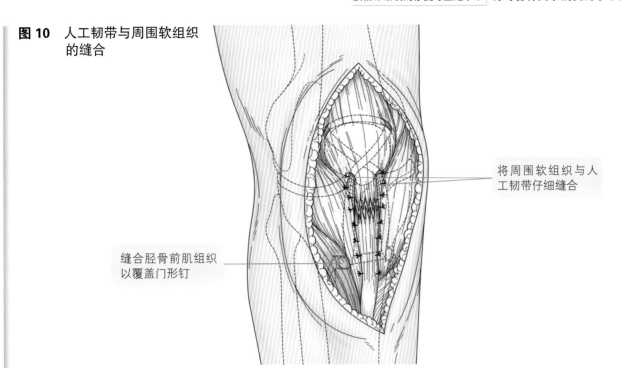

将周围软组织与人
工韧带仔细缝合

缝合胫骨前肌组织
以覆盖门形钉

量避免人工韧带直接暴露在皮下（**图10**）。缝合胫骨外侧胫骨前肌剥离组织以覆盖
门形钉固定物。缝合切开的髌骨支持带结构，覆盖好人工韧带避免外露于皮下。

在重建后的髌韧带前方留置引流管，需要强调的是，在切口缝合关闭过程中
要多次重复关节屈伸动作，观察软组织的张力情况。最后缝合皮下组织、皮肤，
完成全部手术。

手术完毕后即刻拍摄膝关节单纯X线侧位片，明确髌骨位置满意与否［参照
典型病例影像（术后）图a、图b］。

术后康复治疗

术后无须外固定，第二日开始CPM辅助下膝关节全范围屈伸活动训练。根
据疼痛情况逐渐开始主动直腿抬高练习，依据股四头肌的恢复状态确定负重行
走的开始时间，通常情况下于术后2~3d开始足尖点地步行，逐渐开始增加负重
重量，1~2周后负重活动平稳则可以出院。

出院后也要定期随访了解手术局部情况、膝关节活动度及股四头肌肌力恢复
情况，拍摄X线片注意观察有无髌骨位置的变化及异位骨化等并发症的出现。因
为用于重建髌韧带的人工韧带本身具有足够强度，所以功能康复无须等待自体髌
韧带的组织修复过程，可以根据疼痛、肿胀及肌力恢复情况，制定恢复正常生活
的训练计划，并逐渐开始竞技运动的康复性训练，预期目标是术后3~6个月恢复
竞技比赛［参照**典型病例影像（术后）图c**］。

典型病例影像

【病例】具备手术适应证（术后）

ⓐ术前单纯X线正位片。
ⓑ术后单纯X线侧位片。与ⓐ比较，可以看到髌骨位置已经恢复至正常。
ⓒ术后3个月可以做蹦跳活动，有希望逐渐开始橄榄球竞技比赛。

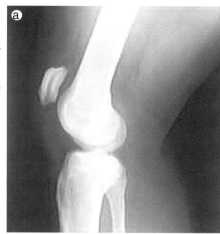
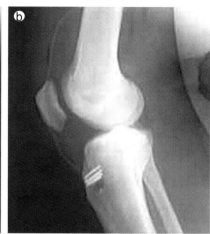
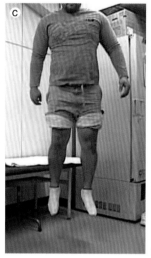

（引用自文献［3］）

●文献

［1］松本秀男，ほか.Leeds-Keio 人工靭帯による膝蓋靭帯形成術. 中部整 · 災誌，1984，27：2029-2031.

［2］FUJIKAWA K，et al.Reconstruction of the extensor apparatus of the knee with the Leeds-Keio artificial ligament. J Bone Joint Surg，1994，76-B：200-203.

［3］松本秀男.Leeds-Keio 人工靭帯を用いた膝蓋腱再建術. 新私の奥義シリーズ，久光製薬整形外科手术操作技术 No.18(DVD)，2010.

以二期前交叉韧带翻修重建为目的的关节镜下髂骨骨栓移植术

北海道大学研究生院医学研究学科运动功能重建专业讲师　北村信人
北海道大学研究生院医学研究学科运动功能重建专业教授　安田和则

本术式的意义

伴随着膝关节前交叉韧带重建术的广泛施行，不得不行前交叉韧带二次重建术的病例也在不断增加。为使前交叉韧带二次重建术获得成功，首先必须明确初次重建术失败的根本原因，否则，二次重建术仍会以失败而告终[1]。

首次手术失败的原因多种多样，但其中最多见的原因是骨隧道位置不当[2,3]。这种情况下，如使用与前一手术相同的骨隧道，其结果很明显还会再次出现骨隧道不当。因此，为获得前交叉韧带二次重建的成功，必须正确地制作适当的骨隧道，对此决不能掉以轻心。骨隧道位置不当多伴有骨隧道的扩大，扩大后的骨隧道常使前交叉韧带二次重建术的准确骨隧道制作更加困难。另外，即使初次手术的骨隧道满意，但如有骨隧道扩大，二次重建术使用这个已扩大的骨隧道也会成为手术二次失败的原因。

目前，对于骨隧道位置不当和骨隧道扩大的病例，笔者一般的做法是，一期先行关节镜下骨隧道髂骨骨栓移植术，待骨愈合后二期行前交叉韧带翻修重建术[4]。根据笔者目前的临床经验，二次前交叉韧带的重建多采用腘绳肌腱的双束解剖重建术。然而，根据病例不同，有时也会施行骨–髌韧带–骨的单束重建术。二期前交叉韧带翻修重建术包括两部分内容：一是一期手术时的微创关节镜下骨移植术；二是后期的前交叉韧带重建术。其中第一部分内容是关键所在，后期的重建手术方式可依据术者个人喜好自行确定具体手术方式。

手术适应证

前交叉韧带二次重建术的手术适应证与初次前交叉韧带重建术基本相同。期望继续从事以跳跃、急停及转身等动作为主的运动项目的前交叉韧带功能不全的病例，以及在日常生活时也出现膝关节不稳等症状的前交叉韧带功能不全的病例都在手术适应证之列。

具有前交叉韧带二次重建手术适应证的病例中，通过修磨初次重建手术骨隧道即能完成前交叉韧带翻修重建术的病例，依然采用一期翻修重建手术，不需要行二期前交叉韧带翻修重建术。

本章介绍的关节镜下伴有骨移植的二期前交叉韧带翻修重建术，其适应证是指：因初次手术（不管其初次重建手术的种类和内容如何）骨隧道位置不当或因骨隧道扩大导致二次无法在预定位置准确重建骨隧道以确保手术成功的病例。

*禁忌证：合并有退行性骨关节病、膝前疼痛综合征、复合性局部疼痛综合征（complex regional pain syndrome,CRPS）等情况的病例。

术前准备

◆ 术前计划

术前计划是决定手术成功与否的最重要事项之一。

◉ 临床查体

通过Lachman试验、前抽屉试验及轴移试验等评价前交叉韧带功能不全状况，同时也要确认有无侧副韧带及半月板损伤的表现。此外，通过上次手术的皮肤切口，了解上次手术的肌腱取材情况。

◉ 影像学所见

在单纯X线片上可确认骨隧道位置、大小及方向。另外，要确认有无金属固定物及种类。同时要了解下肢的整体力线，以此判断有无退行性骨关节炎的情况。

在MRI影像上，不仅前交叉韧带，而且其他的韧带、半月板及软骨的情况都可评价。

CT是评价骨隧道状态最佳的影像诊断技术，它不仅可三维地评价骨隧道位置、大小及方向，而且可测量关节内开口位置和大小。

用三维打印等附属设备进行三维模型制作，对实际手术中空间位置的掌握是非常有用的。

◉ 骨隧道的评价

在选择二期手术时，是否须行骨移植，在术前要慎重计划。目前已知骨隧道扩大的形态有多种类型，其中有骨隧道全长扩大的线型（linear型）、朝向关节逐渐扩大的锥型（cone型）、骨隧道中央部扩大的腔隙型（cavity型）等，不一而足[5]。根据骨隧道扩大的形态，来决定移植骨的种类、形状及移植法（由外向内或全内等）。

◆ 手术器械准备

拟使用的器械最好准备术者使用娴熟的器械。初次手术如留有内固定物，须做好各种困难情况下能拔除内固定物的器械准备。另外，为能确定原骨隧道的位置，要备好X线透视装置（C形臂），术前及术中随时应用。翻修手术时各种意外的事情可能随时发生，因此，也要准备好应对各种情况的应急手术器械。

◆ 麻醉与体位

麻醉采用蛛网膜下腔阻滞或全身麻醉，仰卧位。关节镜手术时使用的大腿支架不须特殊应用。患肢安装气囊止血带。常规铺无菌单后，铺关节镜手术用单。术者可坐于手术台旁。患者外展髋关节，患肢下垂于手术台。为方便X线透视装置术中操作，可随时调整患者的体位、术者与手术台的位置关系。

于患肢同侧采取髂骨，在腰部及臀部插入薄软垫，将采骨侧骨盆略抬高，便于操作。广泛充分消毒，因术区与采骨区跨越气囊止血带，有必要加盖手术敷巾，无菌操作极为重要。

行二期前交叉韧带翻修重建术时，需从患肢对侧切取自体移植肌腱。这时两侧大腿均须安放气囊止血带，双侧下肢铺手术无菌单。

手术步骤

1 关节镜下探查关节内结构

2 骨隧道清创与新鲜化

3 髂骨取骨　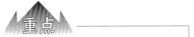

4 骨隧道内骨移植　

5 切口闭合

6 二期手术（前交叉韧带二次重建术）

典型病例影像

【病例】**具备手术适应证（术前）**

初次手术应用单束自体腘肌腱
重建术后二次断裂的病例。
ⓐ单纯X线正位像。
ⓑ~ⓓCT。

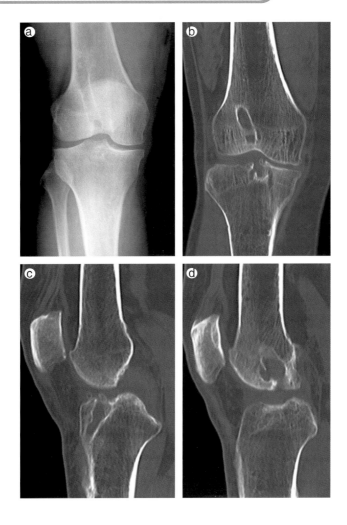

手术操作技术

1 关节镜下探查关节内结构

初次手术时也有手术入路位置不理想的情况，为此，根据术前计划要认真设计适当的手术入路，应用探针等器械探查关节内结构的病变状态。二次断裂的病例中，因常有软骨损伤及半月板损伤情况出现，故应予以相应处置。关节内如存在因初次手术引发的瘢痕组织等时，应予以切除，确保手术视野清晰。无功能的残存韧带探查后予以切除，确认好关节内开口部位置。

2 骨隧道的清创及新鲜化

◆ 胫骨骨隧道

一般多使用初次手术的皮肤切口。首先确认骨隧道关节内外开口部，使用胫骨用导针（直径2mm的克氏针）于骨隧道近中心部刺入（**图1**），必要时应用X线透视（C形臂）确定其位置。用手术钳等把持住克氏针尖端，使用4.5mm手术用电钻（Smith & Nephew公司）钻制隧道。

然后，逐毫米增加电钻直径来扩大骨隧道，去除瘢痕组织，使骨隧道新鲜化。最后电钻直径即为骨隧道直径。cone型骨隧道扩大时，近关节面部位可用锐性刮匙或刮刀徐徐地清创廓清。**图2**显示的即钻磨后的骨隧道。

图 1　直径 2mm 的克氏针由外向内刺入胫骨骨隧道（原骨隧道）

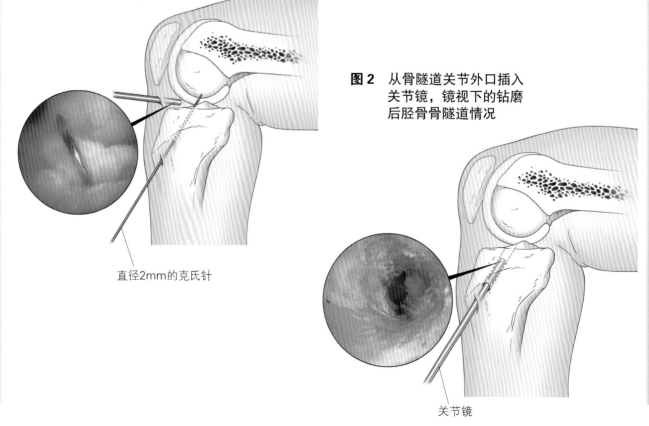

图 2　从骨隧道关节外口插入关节镜，镜视下的钻磨后胫骨骨隧道情况

直径2mm的克氏针

关节镜

◆ 股骨骨隧道

原则上沿初次手术的入路（经入路切口、经骨隧道、由外向内）进行扩创，必要时也可并用与原手术不同的入路。因出现骨隧道不良的情况较多，故在确定隧道位置时需加以注意并需要一定的临床经验。

如初次手术钻制采用的是由内向外的方法，可于镜视下找到骨隧道内口中心，用直径2mm的克氏针由内向外插入骨隧道（**图3**）。以克氏针为导针，应用由内向外手术技术使用的4.5mm钻头缓慢钻磨隧道，全程应无阻力钻入，必要时可并用刨刀等去除骨隧道内的瘢痕组织。继而，钻头直径以1mm的增加频度扩大骨隧道，去除瘢痕组织，使骨壁新鲜化。

如初次手术采用的是由外向内技术，由于骨隧道关节内外口均可以确认，因此在骨隧道近中心部用克氏针贯通刺入，与胫骨骨隧道同样，可以去除瘢痕组织，使骨隧道新鲜化。最终钻头直径即为骨隧道直径。

无论哪种手术方式，必须准确确定原骨隧道的位置，如无把握，可应用X线透视装置（C形臂）予以确认，这是十分重要的（**图4**）。

> ### 手术技巧及注意事项
>
> - 股骨侧的 cone 型骨隧道扩大，有的病例在关节内扩创较为容易，因此，如已确认了骨隧道方向，可设计新的手术入口。
> - 曾应用了人工韧带的病例，电钻钻入略为困难，这时可用小骨凿或刮匙仔细地在人工韧带与骨隧道壁边界剥离，慢慢去除。
> - 内侧入口镜视下对股骨骨隧道的确认虽是可能的，但从胫骨骨隧道插入关节镜更容易确认股骨骨隧道的状态（**图2**）。

图3 在初次手术的骨隧道中心（原骨隧道：位置不良）插入直径 2mm 的克氏针

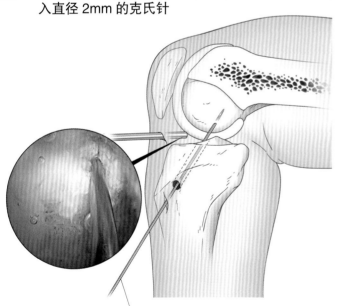

插入骨隧道中心的直径2mm的克氏针

图4 应用 X 线透视装置（C 形臂）确认好原骨隧道位置

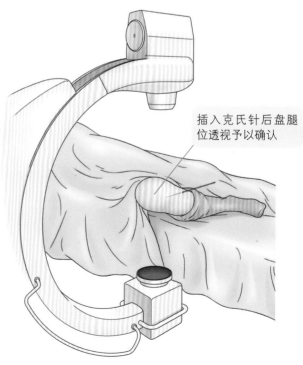

插入克氏针后盘腿位透视予以确认

不能确保视野清晰！

初次手术采用经切口入路法钻制骨隧道的病例，在重建术时如想二次采用同样入路进入股骨骨隧道，就必须使膝关节过度屈曲，这样就不能确保手术视野清晰。另外，初次手术采用了不恰当的经胫骨骨隧道法的病例，进入股骨骨隧道的入路也是困难的。这种情况应采用由外向内技术设计手术入路。

3 髂骨取骨 重点

在同侧髂骨做3~5mm皮肤切口，为避免损伤股外侧皮神经，切口尽量与髂前上棘保持充分距离，剥离腱膜，显露髂骨内外板边缘。用手指触诊后，应用空心导向环锯系列器械（TRE-CORE™ trephine drill guide system, Smith & Nephew）（**图5**）的导针垂直髂嵴插入内外板中央（**图6**）。应用前述钻头最大直径的环锯，采取出长2~5mm，直径7~10mm的圆柱状骨栓，骨栓远端要包括内、外板骨皮质（**图9**）。

图5 TRE-CORE™ 环锯引导系统（Smith & Nephew 公司制造）

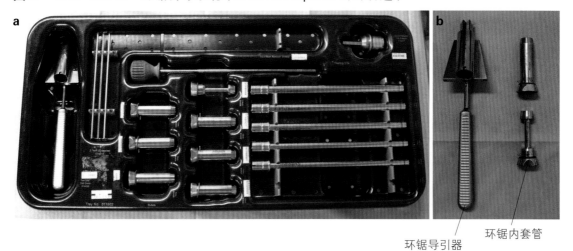

环锯导引器　　　环锯内套管

图6 导针插入髂嵴

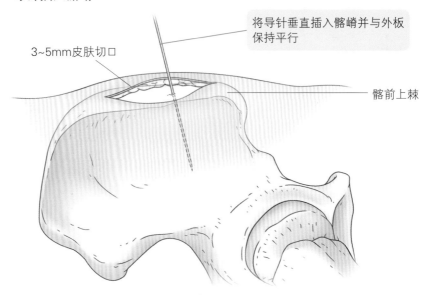

将导针垂直插入髂嵴并与外板保持平行

3~5mm皮肤切口

髂前上棘

136

　　圆柱状骨栓远端的切断分离可使用弯曲的骨凿。将导针二次插入已采取的骨栓中心，此举可防止骨栓骨折并可用来作为移植时的指导。采骨时也可应用OATS（osteochondral autologous transfer system; Arthrex, Naples, KL）等器械，根据需要也可在同一取骨部位多采取些皮质骨及松质骨备用。

　　（1）插入导针使其垂直于髂嵴并与外板保持平行（**图6**）。

　　（2）将内套管装配到环锯导引架上，穿过导针将环锯架用2.7mm的固定针固定在髂骨上（**图7**）。

　　（3）取出内套管，按预定采骨直径大小更换环锯取骨（**图8**）。因环锯尖端可能触及髂骨内、外板边缘，故取骨时应边慎重触诊边转动环锯，如发现环锯尖端过度发热，可用生理盐水冷却降温。

图7　将环锯架固定在髂骨上

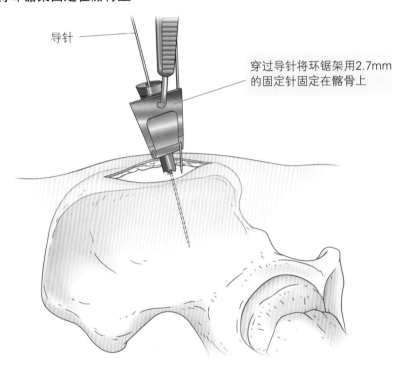

图8　用环锯钻取骨栓

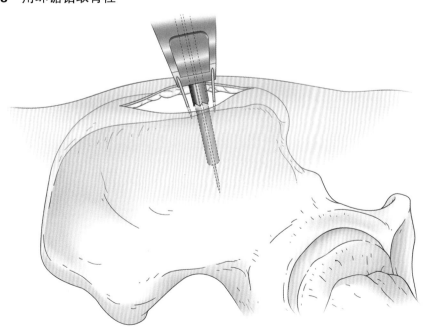

图9 采取下来的两根圆柱状骨栓

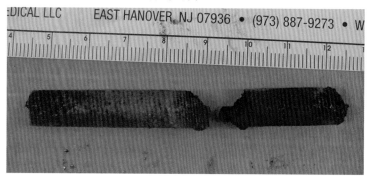

（4）沿内、外板侧向钻头远端部插入骨凿，切断骨栓尖端，取出圆柱状骨栓（**图9**）。

（5）如需要多个圆柱状骨栓时，可重复以上操作。

 手术技巧及注意事项

　　需要取出 10mm 以上直径的圆柱状移植骨块时，通常可用骨凿采取矩形骨块。

4 骨隧道内骨移植　重点

◆ 股骨

本法是经胫骨骨隧道向股骨骨隧道植骨最实用的方法。

（1）将采取好的圆柱状骨栓经中心贯穿插入一根直径2mm的克氏针（**图10-1**）。

（2）徒手将直径2mm的克氏针从胫骨骨隧道插入股骨隧道，要确认克氏针呈贯通状态，未产生弯曲。此时膝关节要保持屈曲旋转角度，必要时须助手把持住，维持膝关节在一定位置。

（3）然后，将贯穿着克氏针的移植骨骨栓慢慢地塞入胫骨骨隧道内，边用关节镜确认，边向关节内导入（**图10**）。

（4）用关节镜二次确认股骨骨隧道，将圆柱状骨栓尖端插入骨隧道内约1cm（**图11**）。

（5）这时以克氏针为导引，从胫骨骨隧道内插入中空打入器（中空的钻头也可以），缓慢地将骨栓向里打入（**图12**）。

（6）此时一边用中空打入器打击骨栓，一边拔出克氏针，直至骨栓与周围组织齐平为止（**图13**）。

在关节外操作的由外向内植骨技术，因关节内外的骨隧道开口部均可观察到，故可在关节镜下边观察关节内开口部，边用打入器将移植骨栓打入至与开口部水平相同的部位。残存的缺损可用松质骨移植填充。

手术技巧及注意事项

　　经切口从关节内植骨时，虽然也可以将入口扩大切开，但圆柱状骨栓与软组织摩擦有可能产生破损，此时可应用圆筒状套管来解决。

　　如预计手术困难，可采用由外向内的手术方法。

图 10　圆柱状骨栓的关节内导入

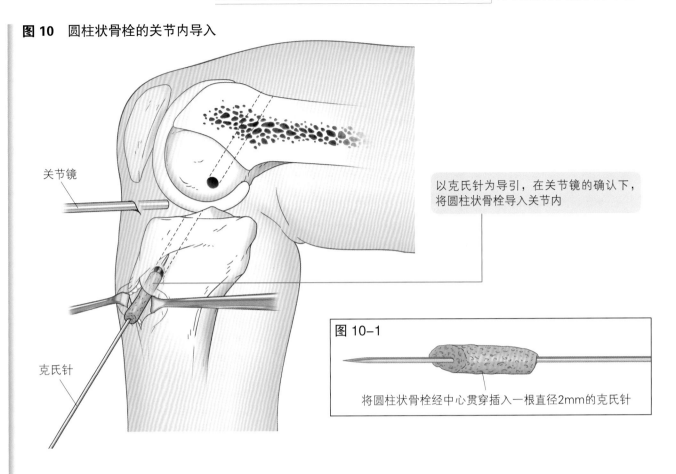

关节镜

克氏针

以克氏针为导引，在关节镜的确认下，将圆柱状骨栓导入关节内

图 10-1

将圆柱状骨栓经中心贯穿插入一根直径2mm的克氏针

图 11　圆柱状骨栓向股骨骨隧道导入

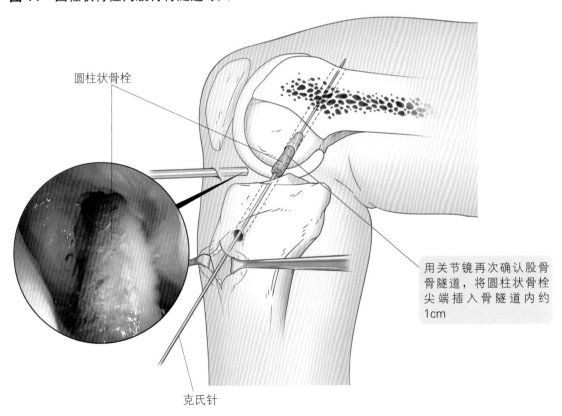

圆柱状骨栓

克氏针

用关节镜再次确认股骨骨隧道，将圆柱状骨栓尖端插入骨隧道内约1cm

图 12 股骨骨隧道内移植的圆柱状骨栓

圆柱状骨栓

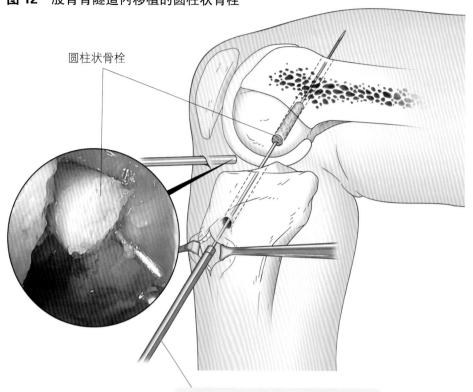

以克氏针为导引，从胫骨骨孔内插入中空打入器，缓慢地将骨栓向里打入

图 13 使用中空打入器将圆柱状骨栓向里打入

圆柱状骨栓

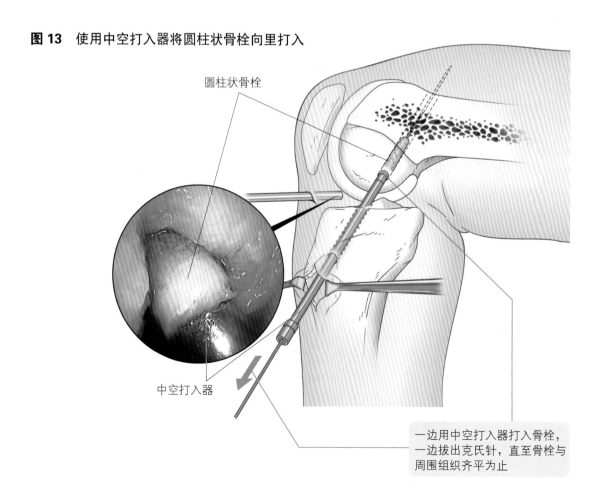

中空打入器

一边用中空打入器打入骨栓，一边拔出克氏针，直至骨栓与周围组织齐平为止

◇ 胫骨

通过关节镜看到关节内开口部后，采用由外向内技术。cone型患者关节侧骨隧道相比圆柱状移植骨直径有较大缺损者，可先沿骨壁植入松质骨，然后再植入圆柱状移植骨栓。

（1）先将贯穿圆柱状骨栓的直径2mm的克氏针前端从关节外骨隧道口导入到关节内，深度以尖端刚显露至隧道关节内口为佳，用克氏钳把持住克氏针尖端（**图14**）。

（2）以克氏针为指导，用中空打入器（中空的钻头也可以），缓慢地将圆柱状骨栓端向里打入（**图14**）。

（3）用关节镜确认好圆柱状骨栓的尖端后，用中空打入器边打击圆柱状骨栓的远端，边拔出克氏针（与股骨相同）。

（4）将圆柱状骨栓打入到与关节内开口部水平相同的程度为止（**图15**）。

（5）残存的缺损可用松质骨移植填充。

手术要点及注意事项

对于胫骨侧的 cone 型骨隧道扩大的病例，可首先采用松质骨移植，然后再用圆柱状骨栓或矩形移植骨块挤压，这样就较容易填充。清创时关节面的残留组织尽量保留，这样可防止移植骨露出到关节内。

难点解析

圆柱状骨栓不能采取！

圆柱状骨栓不能顺利采取时，可使用矩形移植骨等植骨。但因能采取的移植骨的大小和数量有限，故应优先用于股骨植骨，胫骨可采用松质骨嵌压植骨。这时可先用骨膜剥离子在关节内开口部边挤压、边植入大块松质骨，然后用采取的剩余的移植骨块做嵌压植骨。

图 14 圆柱状骨栓的移植

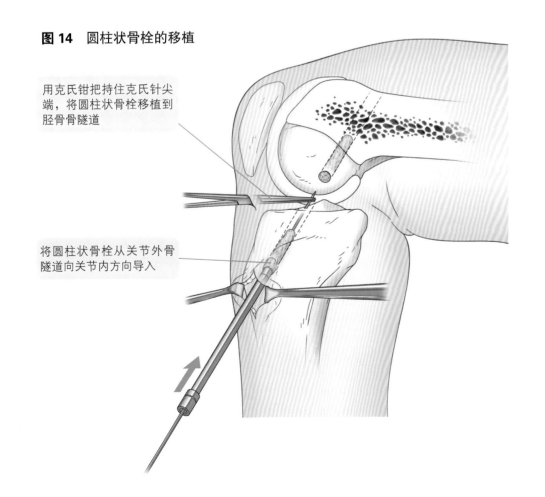

用克氏钳把持住克氏针尖端，将圆柱状骨栓移植到胫骨骨隧道

将圆柱状骨栓从关节外骨隧道向关节内方向导入

图 15 胫骨骨隧道移植的圆柱状骨栓

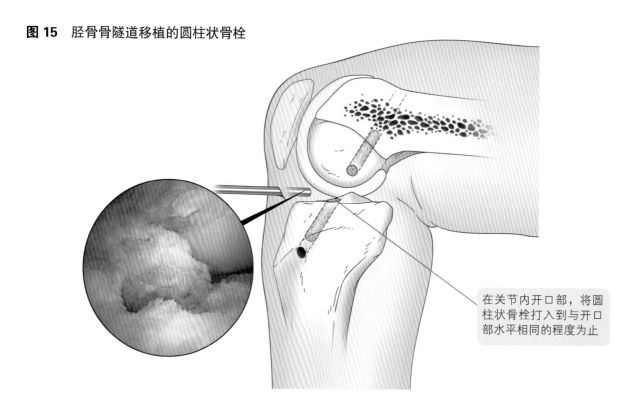

在关节内开口部，将圆柱状骨栓打入到与开口部水平相同的程度为止

5 切口闭合

充分冲洗伤口，留置引流管，闭合切口。取骨部注意止血，筋膜缝合要确实。

6 二期手术（前交叉韧带二次重建术）

根据近10年来的临床经验，笔者认为，对于初次前交叉韧带重建术来说，解剖学上的双束前交叉韧带重建术效果最好[6-8]。因此，即使对于前交叉韧带二次重建术来说，排除特殊情况，二期手术也应采用对侧的腘绳肌腱，施行解剖学上的双束前交叉韧带重建术。然而，为适应各种情况，有时也可施行骨–髌韧带–骨或带骨瓣的股四头肌腱的单束重建术。但无论哪种情况，一期骨移植手术后，该病例的最佳手术计划，就都不会受初次手术的骨隧道限制和影响了。

◆ 最常用的解剖学上的双束法前交叉韧带二次重建术的手术概要

应用钢针导向器（wire-navigator™）插入克氏针。胫骨侧因骨移植相对容易，填充率也高，手术困难相对较小。然而，在二次手术时作为标记的解剖学标志找不到的情况也有，所以有时术中须通过X线透视等确认。

确认位置良好后，以克氏针为导引扩大钻制骨隧道，直至达到移植材料的直径为止。有的病例在关节外骨隧道部有骨缺损或残留坚固的瘢痕组织等，会给二次重建术带来困难。另外，未取出的初次手术残留的金属固定物也会给二次重建术带来困难。股骨骨隧道的制作应朝向与初次手术不同的方向，尽可能制作出正常的骨与移植材料接触的环境。将克氏针刺入前交叉韧带计划的附着点内。因为前交叉韧带残存纤维已不存在，故可使膝关节呈屈曲90°位时，从膝关节内侧入口镜视操作，以股骨与胫骨关节面接触点为垂直线，以距关节软骨边界5~8mm部位作为骨隧道中心，刺入克氏针。在应用经胫骨骨隧道技术行双束重建时，根据Yasuda[6]等的方法，可在正常附着点制作。必要时可在术中拍摄X线片以确认克氏针位置。确认位置良好后，以克氏针为引导，扩大钻制骨隧道直至达到移植材料的直径为止。

由于骨隧道制作法不同，故移植材料导入的方法也不同。先固定股骨侧移植韧带，维持韧带在适当张力下行胫骨侧固定[9]。

> ### 难点解析
>
> **在骨隧道关节外口处无法固定！**
>
> 从关节内制作股骨骨隧道时，常会出现克氏针朝向与旧骨隧道相同的方向刺入的情况。这样制作成骨隧道后，骨隧道关节外口处的固定就会出现困难。不能向预定的方向刺入克氏针的情况发生后，就须改变为由外向内方法进行手术。

典型病例影像

【病例】**具备手术适应证（术后）**

骨移植后的单纯X线片和CT影像。关节内骨隧道完全塞满移植骨，骨隧道内充填良好。股骨侧关节外骨隧道部残存骨缺损。这种病例于二次重建术时需要注意股骨的固定问题。
应用解剖学双束法施行的二期二次重建术术后即刻影像（ⓐ～ⓕ）。
ⓐ单纯X线正位像。
ⓑ、ⓒCT影像。
ⓓ～ⓕ三维重建。
ⓖ术后关节镜下影像。
ⓗ一年后第2次手术的关节镜下影像。

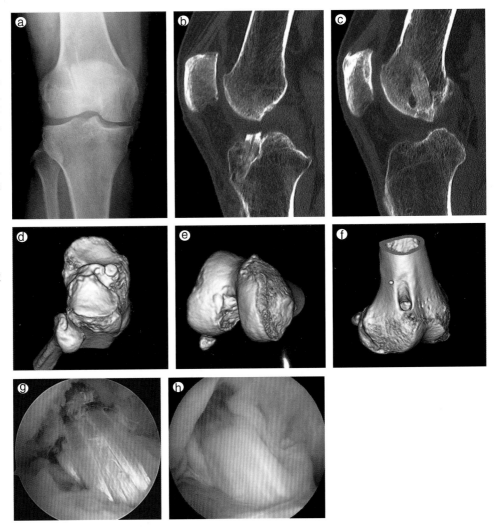

术后疗法

应用本法的一期手术（关节镜下髂骨骨栓移植术）的优点是，对膝关节的功能损害较小，尽管也有采骨部的疼痛和日常生活能力（ADL）恢复等问题；关节功能训练（ROM）自不待言，负重行走也能立刻开始，患者可立即回归个人日常生活，等待二期手术的施行。一般来说，二期手术住院时间长是个问题，但本手术可将二期手术住院时间降到最短。

一般来讲，大部分二期翻修重建术的病例，都可以按前交叉韧带重建术的术后疗法进行，仅部分病例可依具体情况进行调整。膝关节的伸展训练早期即可开始，膝关节屈曲30°以上的活动度训练术后2周也可进行。负重行走可根据供腱部位的状态等而定，一般在支具保护下术后1~2周可进行。

●文献
[1] GEORGE M S, DUNN W R, et al. Current concepts review:revision anterior cruciate ligament reconstruction. Am J Sports Med, 2006, 34:2026-2037.
[2] DIAMANTOPOULOS A P, LORBACH O, et al. Anterior cruciate ligament revision reconstruction:results in 107 patients. Am J Sports Med, 2008, 36:851-860.
[3] MARCHANT B G, NOYES F R, et al. Prevalence of nonanatomical graft placement in a series of failed anterior cruciate ligament reconstructions. Am J Sports Med, 2010, 38:1987-1996.
[4] 北村信人，安田和則，ほか. 膝屈筋腱ハイブリッド材料を用いた解剖学的2重束再建手技による前十字再々建術. 日整会誌，2012.
[5] PEYRACHE M D, DJIAN P, et al. Tibial tunnel enlargement after anterior cruciate ligament reconstruction by autogenous bone-patellar tendon-bone graft. Knee Surg Sports Traumatol Arthrosc, 1996, 4:2-8.
[6] YASUDA K, KONDO E, et al. Anatomical reconstruction of the anteromedial and posterolateral bundles in the anterior cruciate ligament:Anatomy, technique, and preliminary results. Arthroscopy, 2004, 20:1015-1025.
[7] YASUDA K, KONDO E, et al. Surgical and biomechanical concepts of anatomic anterior cruciate ligament reconstruction. Operative Tech Orthop, 2005, 15:96-102.
[8] KONDO E, YASUDA K, et al. Prospective clinical comparisons of anatomic double-bundle versus single-bundle anterior cruciate ligament reconstruction procedures in 328 consecutive patients. Am J Sports Med, 2008, 36:1675-1687.
[9] 北村信人，安田和則. 屈筋腱を用いた解剖学的二重束前十字靱帯再建術 // スポーツによる膝・足関節靱帯損傷の治療. 東京：メジカルビュー社，2008:61-72.

膝关节弥漫型色素沉着绒毛结节性滑膜炎（PVNS）的手术治疗

北海道大学研究生院医学研究学科人工关节－再生医学系特聘教授　**真岛任史**

手术适应证

膝关节色素沉着绒毛结节性滑膜炎（PVNS）可分为五种类型：游离体、局限结节型、孤立性局限性结节群、弥漫型及PVNS生长侵入滑膜囊内型[1]。PVNS的治疗基本上以手术治疗为主。

游离体、局限结节型、孤立性局限性结节群治疗上以关节镜下手术为主。有文献报道，即使孤立性病变也有1/3的复发概率，所以术后须临床密切观察其他部位是否有复发病灶。

有报道显示，弥漫型单纯关节镜下切除复发率达50%以上，多数须行关节切开将滑膜切除。特别是为控制复发率，近年来不少报道推荐，即使对弥漫型PVNS的初发病例，也应并用关节镜下手术和直视下手术行滑膜全切除术[2]。近年来，针对弥漫型PVNS笔者一直应用前、后路关节切开行根治切除术[3]。

术前准备

◆ 影像学准备

MRI在T1、T2加权像上，病变部位显示与肌肉同等或略低信号强度，绒毛增殖和含铁血黄素沉着进展时，在T2加权像上，混杂存在着绒毛间关节液的高信号和含铁血黄素沉着的低信号，呈现不均一的信号。元素钆（Gd）造影检查对PVNS有效，可较好地了解病变范围及状态。

◆ 关节镜下活检

通过关节镜下活检病理检查来确定术前诊断很重要。鉴别诊断有良性肿瘤的血管瘤、血管外皮细胞瘤、组织细胞瘤、纤维瘤、单层性滑膜肉瘤及来源于血友病的含铁血黄素性滑膜炎等。

◆ 麻醉与体位

应用全身麻醉，根据手术创伤的大小，为减轻术后疼痛早期进行活动训练，也可并用硬膜外麻醉。

体位为仰卧位，大腿部佩戴止血带。前方入路滑膜切除后，关闭切口，放置引流管，保持切口清洁，改换俯卧位，后方入路行后方滑膜切除术。

1 前方入路关节显露

2 前方滑膜切除

3 变换体位

4 后方入路腘窝部血管神经束显露 重点

5 切断腓肠肌，显露关节后方 重点

6 后方滑膜切除

典型病例影像

【病例】**具备手术适应证（术前）**

46岁，女性。呈现髌上囊和腘窝部弥漫型病变与结节性病变混合性表现（箭头所指）。抑脂T2加权像呈较强低信号显示含铁血黄素沉着。
ⓐMRI抑脂T2加权像冠状面图像。
ⓑMRI抑脂T2加权像矢状面图像。

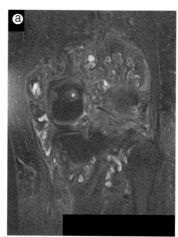
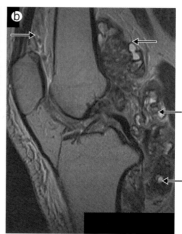

手术操作技术

1 前方入路关节显露

前方正中纵切口切开显露膝关节（**图1**），在股直肌和股内侧肌间切开。此显露法是广泛应用于TKA的入路之一，即正中髌旁入路。

2 前方滑膜切除

与风湿性关节炎滑膜切除相同，应将有PVNS的滑膜一并整体切除（**图2**）。笔者一直施行尽可能彻底的关节囊滑膜切除术。髁间窝的前交叉韧带和后交叉韧带周围的滑膜，以及内外侧沟的滑膜都用关节镜钳等仔细地切除。

图 1　前方入路

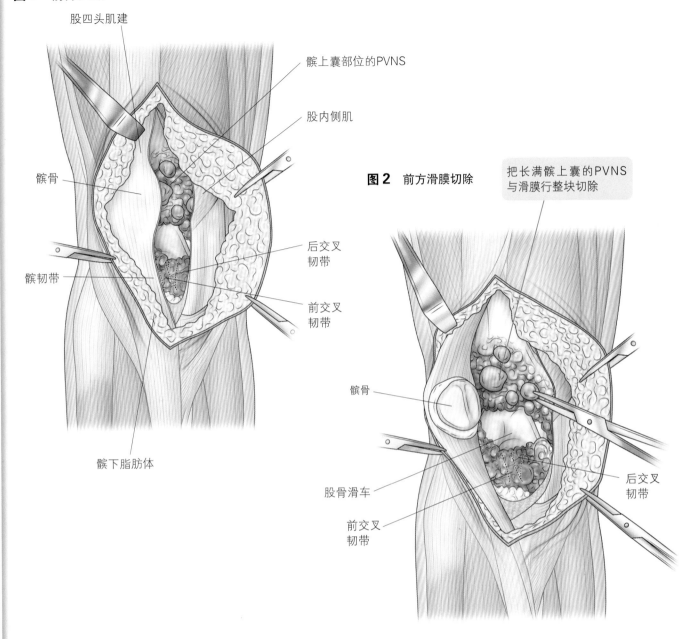

股四头肌建

髌上囊部位的PVNS

股内侧肌

髌骨

后交叉韧带

髌韧带

前交叉韧带

髌下脂肪体

图 2　前方滑膜切除

把长满髌上囊的PVNS与滑膜行整块切除

髌骨

股骨滑车

前交叉韧带

后交叉韧带

3 变换体位

前入路关节囊滑膜切除完毕后，放置引流管，关闭切口。用无菌敷料覆盖膝部，体位变换为俯卧位，覆盖无菌巾，从后方入路行滑膜切除。

4 后方入路腘窝部血管神经束显露

从腘窝部外侧近端开始，斜行切开腘窝部，沿腓肠肌内侧头呈S形切口进入（**图3**）。

确认在小腿后正中上行的小隐静脉，在其内侧切开腘筋膜（**图4**）。在小隐静脉的外侧，找到胫神经的分支腓肠内侧皮神经，在其近部即可显露胫神经。在半膜肌与股二头肌交会部，腓总神经与胫神经分支下行，从周围组织游离腓总神经并保护之（**图5**）。小隐静脉结扎也没问题。

图 3 后方入路的 S 形皮肤切口

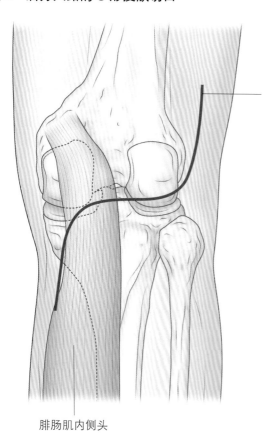

从腘窝部外侧近端开始，横斜行切开腘窝部，沿腓肠肌内侧头呈S形切口

腓肠肌内侧头

图 4 浅层的显露

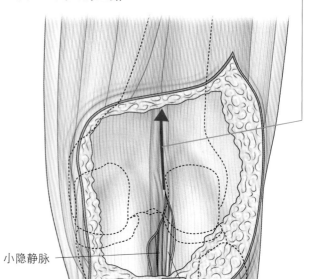

切开小隐静脉内侧的腘筋膜

小隐静脉

腓肠内侧皮神经

图 5 保护腓总神经

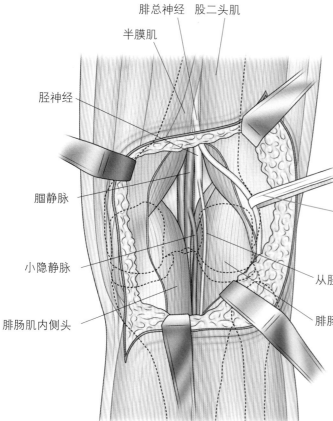

腓总神经　股二头肌

半膜肌

胫神经

腘静脉

小隐静脉

腓肠肌内侧头

在半膜肌与股二头肌交会部，腓总神经与胫神经分支下行，从周围组织游离腓总神经并保护之

从胫神经发出的腓肠内侧皮神经

腓肠肌外侧头

5 切断腓肠肌，显露关节后方 重点

　　术前要通过MRI确认PVNS在膝关节内、外侧哪侧较重。在腱部横行切断腓肠肌内侧头（**图6**）。在腓肠肌内侧头处要注意保护胫神经，避免损伤。

> ### 手术技巧及注意事项
>
> 　　要特别注意腓肠肌内侧头处血管神经的分布。支配腓肠肌内侧头的神经支通常在关节间隙近端、距离内侧头肌腱起点仅数厘米处进入肌肉纤维，因此，应在距股骨1cm的远端腱部切断腓肠肌。单纯切断腓肠肌内侧头显露不充分时，也可切断腓肠肌外侧头。一定注意不要损伤腘动、静脉，否则将导致下肢及足缺血坏死。

6 后方滑膜切除

　　在股骨内侧髁外缘，垂直PCL内侧切开后关节囊进入，显露关节。尽量切除包括后关节囊的后方滑膜。从后方探查髁间窝的前交叉韧带与后交叉韧带间隙，位于髁间后方交叉韧带的滑膜可用关节镜钳彻底切除（**图7**）。

> ### 手术技巧及注意事项
>
> 　　关节切开如过于偏外可损伤后交叉韧带，应特别注意。
> 　　为降低膝关节PVNS高复发率，仔细探查后关节囊的病变是十分重要的。对于后方病变，应该经后方入路尽量行最大限度的滑膜全切除术。

图6 后方深层显露

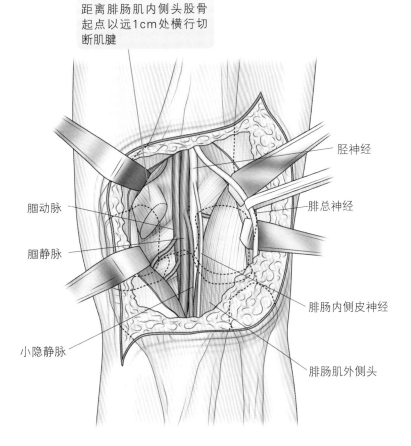

距离腓肠肌内侧头股骨起点以远1cm处横行切断肌腱

胫神经

腓总神经

腘动脉

腘静脉

腓肠内侧皮神经

小隐静脉

腓肠肌外侧头

图7 后方的滑膜切除

垂直切开的后关节囊

后交叉韧带

位于髁间的后交叉韧带周围的滑膜用关节镜钳彻底切除

典型病例影像

【病例】 **具备手术适应证（术后）**

ⓐ术后2年的MRI T2加权像的冠状位图像。
ⓑ术后2年的MRI T2加权像的矢状位图像。

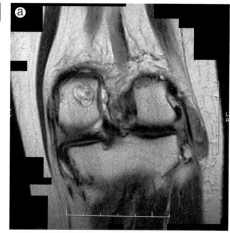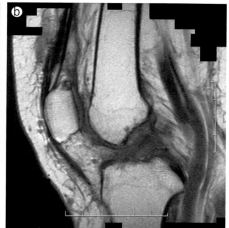

术后并发症及对策

同一般手术一样，要注意避免感染、深静脉血栓形成、复合性局部疼痛综合征（CRPS）的发生。

同其他膝关节手术一样，注意预防膝关节屈曲挛缩的发生。膝关节伸直受限病例，可在术后一周于膝上加沙袋等进行持续性膝伸展训练。

本手术从前后入路行关节囊滑膜切除，故创伤较大。因此，在出现因术后疼痛而活动度恢复延迟情况时，可考虑硬膜外留管止痛或硬膜外二次置管止痛。

术后疗法及康复训练

术后第一日或第二日，拔除引流管后，即可开始行膝关节的活动度训练。保留手术时置入的硬膜外麻醉管持续镇痛，积极进行持续被动运动（CPM）和体疗师手法关节被动训练。在康复训练前硬膜外麻醉管注药以便止痛，术后1周可拔出硬膜外麻醉管。术后康复目标是1周时膝关节能主动屈曲至90°。

术后1周起可允许完全负重。如有可能，术后4周之内行住院康复治疗，每日2次徒手行关节活动度训练。

◆ 术后康复的注意事项

因易于发生关节挛缩[4,5]，故应特别注意术后康复治疗。笔者治疗8例并用硬膜外阻滞后，经10年随访，膝关节平均能屈曲132°，5例能跪坐。但有2例因复发实施了二次手术。

●文献

[1] RAO A S, VIGORITA V J.Pigmented villonodular synovitis（giant-cell tumor of the tendon sheath and synovial membrane）. A review of eighty-one cases. J Bone Joint Surg, 1984, 66-A：76-94.

[2] KRAMER D E, FRASSICA F J, FRASSICA D A, et al.Pigmented villonodular synovitis of the knee：diagnosis and treatment. J Knee Surg, 2009, 22：243-254.

[3] 眞島任史，安田和則，大越康充，ほか.膝関節に発生した色素性絨毛結節性滑膜炎に対する radical excision の小経験. 北海道整災外,1993，37：65-71.

[4] CHIN K R, BARR S J, WINALSKI C, et al.Treatment of advanced primary and recurrent diffuse pigmented villonodular synovitis of the knee. J Bone Joint Surg, 2002, 84-A：2192-2202.

[5] AKINCI O, AKALIN Y, INCESU M, et al.Long-term results of surgical treatment of pigmented villonodular synovitis of the knee. Acta Orthop Traumatol Turc, 2011, 45：149-155.

膝关节周围骨巨细胞瘤（GCT）的手术治疗

肿瘤刮除术及骨缺损的重建

神户大学研究生院医学研究学外科学系骨外科讲师　**秋末敏宏**

骨巨细胞瘤（giant cell tumor of bone，GCT）虽属良性骨肿瘤，但局部活动性高，多可产生广泛的骨破坏[1-3]。另外，其复发率高，好发于邻近关节的骨端部。因具有上述特征，GCT发生在膝关节周围等负重骨时，外科治疗的关键就是如何防止肿瘤切除后复发，以及耐负重的骨缺损的重建。

手术适应证

对于肿瘤治疗来讲，基于临床所见及影像学表现等的术前诊断极为重要。首先，要充分评价单纯X线片、CT、MRI及骨扫描等影像学资料，慎重准确地对GCT做出诊断。然而，在影像学诊断上，出现与骨肉瘤等恶性肿瘤鉴别诊断困难的情况也不少见。因此，原则上应先行活检组织学诊断后，二期行手术治疗。不过，如果肿瘤病灶较小，一期肿瘤刮除术与活检术手术创伤差异不大，而且即使术后组织学诊断是恶性骨肿瘤，对其后的治疗也不会造成不良影响的病例，可考虑不行活检而直接行一期肿瘤刮除术。然而，对经验丰富的肿瘤专科医生来说，最好还是在术中施行快速冰冻病理切片检查，确定诊断后再进行肿瘤刮除手术步骤。

发生病理性骨折时，整体骨皮质菲薄的病例不是肿瘤刮除术的适应证。然而，有的病例虽然发生了病理性骨折，但病灶较小，预测周围正常骨质愈合后能提供骨的支持力，这时也可施行肿瘤刮除术。但是，粉碎性骨折的病例如行一期肿瘤刮除术后，骨折部位将会七零八散，刮除部位的重建将会十分困难，应予避免。

预测肿瘤刮除术不能充分切除肿瘤且关节破坏显著的病例，骨皮质整体菲薄且发生病理性骨折的病例，反复复发的病例，肿瘤刮除术后复发危险性高且难获得骨支持力的病例，应行肿瘤整块切除及肿瘤性人工关节重建。另外，发生在腓骨头的病例，对负重影响小，也可行单纯肿瘤整块切除及膝关节外侧支持结构重建。

术前准备

◆ 术前诊断

要反复多次地分析研究，从临床、影像及病理上对GCT做出确定无疑的诊断。诊断上如有疑问，就要联合骨科、放射科及病理科医生共同会诊，做出正确术前诊断。另外。GCT局部活动性高，有些病例在等待手术期间内就会出现局部进展，这种情况也不少见。在等待手术期间出现明显骨破坏的病例不是肿瘤刮除术的适应证，这种情况应马上重新评价影像学资料。

◆ 麻醉与体位

全身麻醉或蛛网膜下腔阻滞。

根据病灶的入路来适当地变更体位。原则上应采取利于观察骨内情况的体位。根据笔者经验，术野正上方利于术者和助手观察骨内病变。例如，股骨外侧髁病灶可摆成患侧在上的侧卧位。另外，大腿部要安放止血带。

手术步骤

1 病灶入路

2 皮质骨开窗

3 肿瘤组织的刮除

4 肿瘤组织刮除后的后续处置

5 骨缺损部的重建

6 关闭切口

典型病例影像

【病例】**具备手术适应证（术前）**

24岁，男性。
ⓐ 初诊时单纯X线片。胫骨近端可见广泛的透亮影。
ⓑ 初诊时MRI T1加权像。胫骨近端可见中心低信号的异常信号区。胫骨平台外侧略塌陷。
ⓒ 初诊时MRI T2加权像。胫骨近端可见高信号的异常信号区。胫骨平台外侧略塌陷。

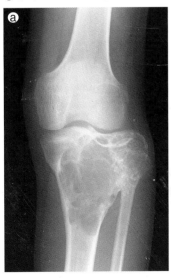 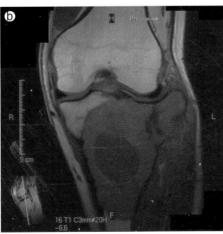 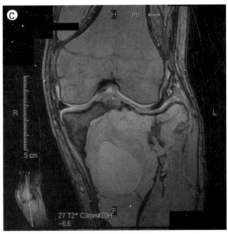

1 病灶入路

入路与一般的骨肿瘤入路相同。但考虑到最终病理诊断若为恶性肿瘤须后续治疗，入路尽量不要影响下次手术的病灶显露。就是说，原则上，显露骨骼时，能通过一个软组织间室内进入，就不通过多个软组织间室进入；能通过软组织间隙进入，就不通过肌肉间进入。此外，不开放膝关节也十分重要。因此，如股骨远端病灶预定内侧皮质开窗，可在股骨内侧肌内进入，显露股骨内侧髁及股骨干远端。要熟知膝关节解剖，在膝关节近端注意不要打开髌上囊（**图1**）。

2 皮质骨开窗

GCT的病例，周围的皮质骨常常出现明显菲薄，为保持骨皮质的连续性并进入病灶，常常需要皮质骨开窗。

开窗方法就是用气动磨钻或克氏针做成多个数毫米小隧道，然后用骨凿或骨锯把小隧道连通。笔者常用后种方法（**图2**）。不过，在骨质非常菲薄时也可用尖刃刀开窗。

不论哪种开窗方法，为确保开窗范围充分，术前及术中都有必要应用X线透视，尤其要确认好病灶长轴方向的病变范围。

同时要尽可能考虑到骨强度问题，特别是开窗部幅度不要过宽，但为使肿瘤刮除充分，开窗幅度也必须充分，可允许达到骨周径的1/3程度（**图3**）。

图 1 股骨远端病灶的入路

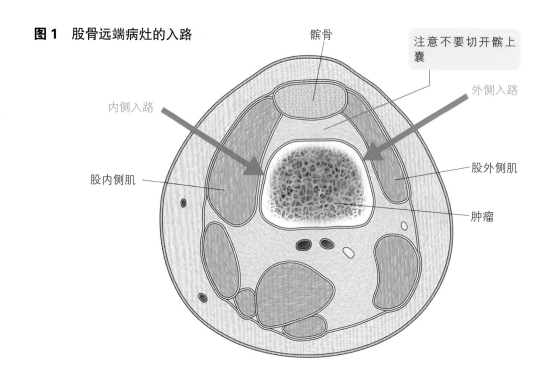

髌骨

注意不要切开髌上囊

外侧入路

内侧入路

股内侧肌

股外侧肌

肿瘤

154

图 2 胫骨近端开窗

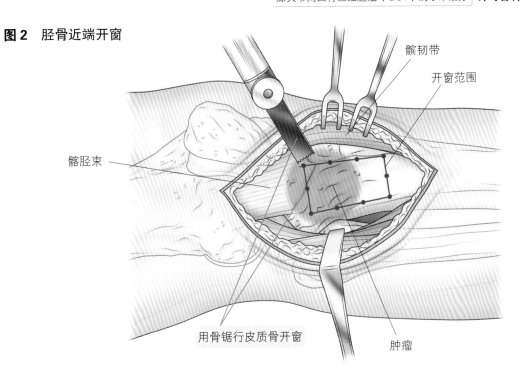

髌韧带

开窗范围

髂胫束

用骨锯行皮质骨开窗

肿瘤

图 3 胫骨近端开窗范围

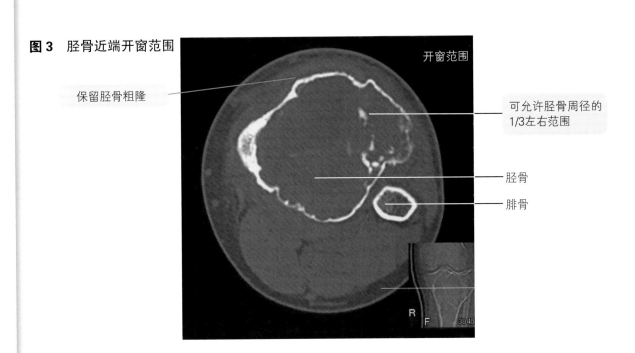

保留胫骨粗隆

开窗范围

可允许胫骨周径的
1/3左右范围

胫骨

腓骨

图4　股骨远端髁部开窗

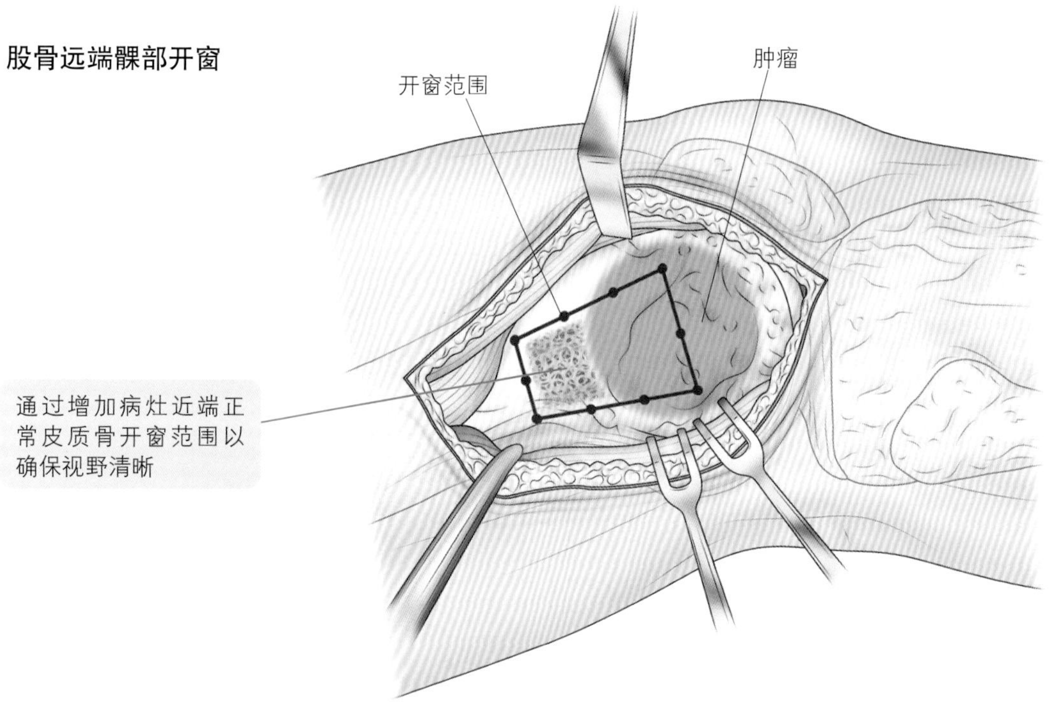

开窗范围　　　　　　肿瘤

通过增加病灶近端正
常皮质骨开窗范围以
确保视野清晰

> **手术技巧及注意事项**
>
> 　　股骨远端髁部的开窗应该避免膝关节开放，所以最远端皮质骨开窗是较困难的。为确保视野清晰，可在病灶近端的正常皮质骨处增加开窗面积，以方便操作（**图4**）。

3　肿瘤组织刮除　重点

　　为防止肿瘤复发，彻底地刮除病灶是重中之重。通常，良性骨肿瘤刮除时可使用工具包括刮匙、髓核钳及咬骨钳等，而GCT病灶多较大，使用刮匙、髓核钳及咬骨钳等将肿瘤组织切碎取出过程中，存在肿瘤组织散布到软组织间隙内的危险，这也是术后软组织内肿瘤复发的原因。

　　笔者首先用大刮匙粗略地刮除肿瘤组织，然后，用尖锐的小刮匙细细地搔刮周围残存的肿瘤组织，同时用吸引器吸出肿瘤组织（**图5**）。肿瘤常残存的部位多在开窗部周围的骨内壁或间隔部，从而形成死角，骨壁间隔可应用气动磨钻切除。为保证充分视野，可用冷光源照射病灶使其明亮（**图6**）。直视下观察困难的病灶部位，可使用关节镜在病灶内壁各方向行全范围观察（**图7**），这也是很重要的步骤。

　　最后用气动磨钻磨削病灶内壁直到露出正常骨组织。先用金属头磨，后用钻石头磨。使用脊柱外科的长柄气动磨钻很方便操作。

> **手术技巧及注意事项**
>
> 　　在肿瘤刮除时使用钻石头钻的理由是，它可产生较高的摩擦热，对微观残存的肿瘤来说，可期待产生的摩擦热起到杀灭肿瘤细胞的效果。
>
> 　　彻底刮除病灶是十分重要的，因此，病灶刮除要花费足够时间。
>
> 　　术者不要局限在同一位置和同一视野，要从各个方向观察刮除。另外，包括助手在内的多个人，都要注意观察刮除是否彻底，边观察，边进行手术，这很重要。

图 5 肿瘤组织刮除

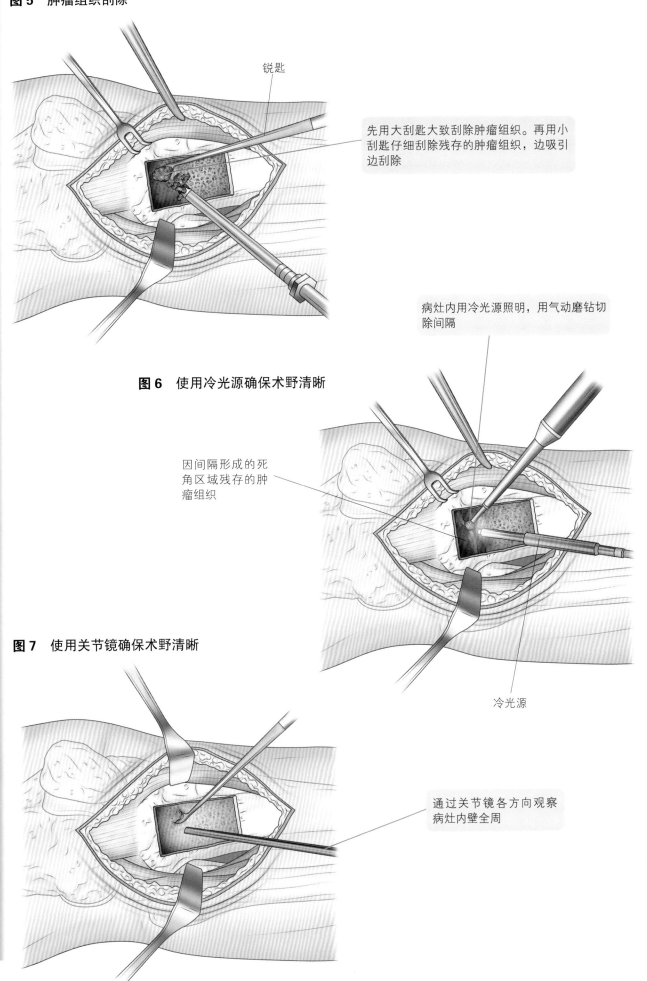

锐匙

先用大刮匙大致刮除肿瘤组织。再用小刮匙仔细刮除残存的肿瘤组织，边吸引边刮除

病灶内用冷光源照明，用气动磨钻切除间隔

图 6 使用冷光源确保术野清晰

因间隔形成的死角区域残存的肿瘤组织

冷光源

图 7 使用关节镜确保术野清晰

通过关节镜各方向观察病灶内壁全周

4 肿瘤刮除后的后续处置

对细微残存的肿瘤细胞，期待杀灭肿瘤细胞，防止复发，可采用下述方法：液氮冷冻处理、乙醇或石碳酸等药物处理、氩激光烧灼处理等局部辅助治疗[4-6]。笔者常使用的是乙醇处理。因为使用的是浓度100%的乙醇，所以要注意防止乙醇外溢到周围组织造成组织损害。要确保开窗部朝向肢体正上方。可先用生理盐水注入刮除部位，确认不存在向周围渗漏情况后，吸出生理盐水，充分擦干病灶内壁，向内注入浓度100%的乙醇，留置5min（**图8**）。

吸出乙醇，用蒸馏水将病灶内壁冲洗干净，然后用生理盐水将整个术野冲洗干净。

手术技巧及注意事项

不只乙醇，蒸馏水也会给周围组织带来组织损害，为此，蒸馏水也仅限于病灶刮除后病灶内使用。

5 骨缺损部重建

GCT病灶多较大，病灶刮除后的骨缺损常需重建手术。作为重建术的骨填充物有：自体骨及同种异体骨的骨移植、羟基磷灰石、三磷酸钙，β-磷酸三钙（β-TCP）等人工骨辅助材料，以及骨水泥（PMMA）等。

上述骨填充材料各有千秋，术者可根据具体情况做出选择。笔者基本都采用骨水泥填充，其理由是，使用骨水泥可期待早期充分的骨强度，与骨移植及人工骨相比，可缩短不负重的时间。另外，有报道显示，骨水泥在硬化时可产生复合热，这种复合热有杀灭肿瘤细胞的效果，可降低肿瘤复发率[5,7,8]。然而，在软骨下骨缺损时，有可能出现骨水泥向关节内渗漏。这时，可用自体骨填充软骨下骨

图8　开窗部乙醇处理

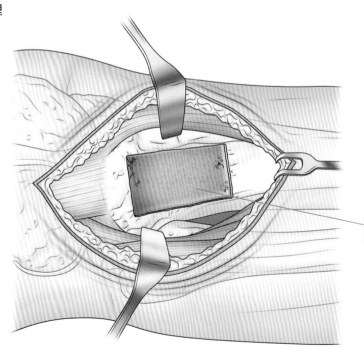

刮除部注满100%乙醇，留置5min

图 9 应用骨水泥行骨缺损重建

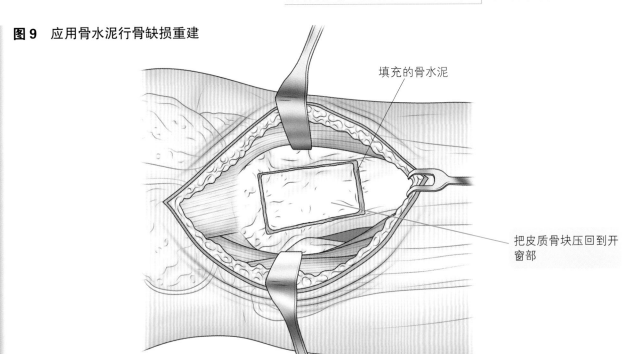

填充的骨水泥

把皮质骨块压回到开窗部

缺损，在此基础上二次行骨水泥填充。另外，有报道显示，应用骨水泥填充后，可能会出现频发骨关节炎情况，这点术前应向患者充分说明。皮质骨明显菲薄的病例，担心术后可能出现骨折，骨移植及人工骨可与钢板内固定等同时进行。使用骨水泥时不必并用内固定，其理由是，对于应用骨水泥不联合采用内固定，术后担心存在骨折风险的这一类高度骨破坏的病例，本来就不是肿瘤刮除术的良好适应证，而应选择肿瘤整块切除并行肿瘤型人工关节重建手术。

手术技巧与注意事项

填充骨水泥时，期望出现聚合热杀灭肿瘤细胞的效果，所以骨水泥硬化时不要用生理盐水冷却。另外，对开窗时摘下的皮质骨块充分刮除内壁，加乙醇处理后保存好待用。

骨水泥硬化时膨胀，这时把开窗时摘下的皮质骨块压回到开窗部（**图 9**），借此可将骨水泥充分压贴在刮除后的内壁上。

6 关闭切口

骨水泥充分硬化后，再次用生理盐水冲洗切口，以确保软组织内无残留的肿瘤组织。应用骨水泥时骨内出血不多，一般不用放置引流管。但是，术中出现膝关节开放的情况或软骨下骨有缺损时，膝关节内应留置引流管。

【病例】 具备手术适应证（术后）

术后7年的单纯X线片。未出现复发，胫骨近端内侧骨皮质出现肥厚，处于骨重塑期。未见明显的膝关节骨关节炎表现。

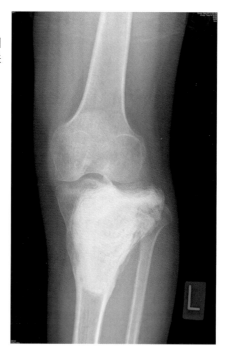

术后并发症及对策

与一般膝关节周围手术一样，要注意感染、深静脉血栓形成及骨折情况。出现膝关节水肿或血肿时，要及时穿刺排液。

术后康复疗法及随访

◆ 术后康复疗法

除了出现感染等并发症需要患肢制动外，其余都可以行早期膝关节活动度训练和肌力训练。

◆ 应用骨水泥病例的随访

术后数日到1周内膝关节用支具固定，股四头肌行等长肌肉训练。

术后数日到1周内如病情允许，解除膝关节支具固定，膝关节可开始行活动度训练。

术后1周起可部分负重，3~4周起可完全负重。

然而，术中发生骨折或术后骨折风险高者，可用石膏固定3~4周，其后部分负重。胫骨近端骨折者安装免负荷小腿行走支具，X线检查随访，8周后可完全负重。

◆ 应用骨移植及人工骨病例的随访

术后数日到1周内膝关节用支具固定，股四头肌行等长肌肉训练。

术后数日到1周内如病情允许，解除膝关节支具固定，膝关节可开始行活动度训练。

术后3~4周起可部分负重，8~10周起可完全负重。

然而，术中发生骨折或术后骨折风险高者，与应用骨水泥的病例一样，外固定3~4周，根据X线随访结果慎重开始负重行走。

◆ 其他随访资料

GCT是复发率较高的肿瘤，所以，每隔2~3个月就应行X线或CT及MRI检查了解肿瘤是否复发。复发多在术后2年左右。另外，GCT虽然说是良性肿瘤，但也有发生肺转移者，故也有行胸部X线或CT随访的必要。

应用骨水泥的病例，因有骨关节炎进展的风险，故推荐常规行膝关节X线检查。

目前尚无预防复发的有效辅助药物疗法。但有报道显示，骨吸收抑制剂双膦酸盐（disphosphonate）和抗RANKL抗体制剂地诺单抗（denosumab）对GCT有效。今后，这些辅助药物疗法也可能会成为GCT的标准治疗方法[9,10]。

● 文献

[1] DORFMAN H D, CZERNIAK B. Giant-cell lesions // Bone tumors. Mosby, 1998：559-606.

[2] 日本整形外科学会 骨軟部腫瘍委員会. 骨巨細胞腫 // 整形外科・病理 悪性骨腫瘍取扱い規約. 金原出版，2000：116-119.

[3] SZENDRÖI M. Giant-cell tumour of bone. J Bone Joint Surg, 2004, 86-B：5-12.

[4] MALAWER M M, BICKELS J, et al. Cryosurgery in the treatment of giant cell tumor. A long-term followup study. Clin Orthop Relat Res, 1999, 359：176-188.

[5] GASTON C L, BHUMBRA R, et al. Does the addition of cement improve the rate of local recurrence after curettage of giant cell tumours in bone? J Bone Joint Surg, 2011, 93-B：1665-1669.

[6] ERRANI C, RUGGIERI P, et al. Giant cell tumor of the extremity：A review of 349 cases from a single institution. Cancer Treat Rev, 2010, 36：1-7.

[7] O'DONNELL R J, SPRINGFIELD D S, et al. Recurrence of giant-cell tumors of the long bones after curettage and packing with cement. J Bone Joint Surg, 1994, 76-A：1827-1833.

[8] VULT VON STEYERN F, BAUER H C, et al. Treatment of local recurrences of giant cell tumour in long bones after curettage and cementing. A Scandinavian Sarcoma Group study. J Bone Joint Surg, 2006, 88-B：531-535.

[9] TSE L F, WONG K C, et al. Bisphosphonates reduce local recurrence in extremity giant cell tumor of bone：a case-control study. Bone, 2008, 42：68-73.

[10] THOMAS D, HENSHAW R, et al. Denosumab in patients with giant-cell tumour of bone：an open-label, phase 2 study. Lancet Oncol, 2010, 11：275-280.

断。另外。GCT局部活动性高，有些病例在等待手术期间内就会出现局部进展，这种情况也不少见。在等待手术期间出现明显骨破坏的病例不是肿瘤刮除术的适应证，这种情况应马上重新评价影像学资料。

◆ 麻醉与体位

全身麻醉或蛛网膜下腔阻滞。

根据病灶的入路来适当地变更体位。原则上应采取利于观察骨内情况的体位。根据笔者经验，术野正上方利于术者和助手观察骨内病变。例如，股骨外侧髁病灶可摆成患侧在上的侧卧位。另外，大腿部要安放止血带。

手术步骤

1 病灶入路 ──────────

2 皮质骨开窗 ──────────

3 肿瘤组织的刮除　 ──────

4 肿瘤组织刮除后的后续处置　

5 骨缺损部的重建 ──────────

6 关闭切口 ──────────

典型病例影像

【 病例 】　**具备手术适应证（术前）**

24岁，男性。

ⓐ 初诊时单纯X线片。胫骨近端可见广泛的透亮影。
ⓑ 初诊时MRI T1加权像。胫骨近端可见中心低信号的异常信号区。胫骨平台外侧略塌陷。
ⓒ 初诊时MRI T2加权像。胫骨近端可见高信号的异常信号区。胫骨平台外侧略塌陷。

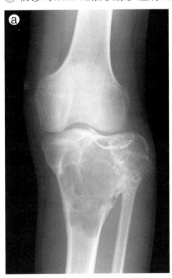
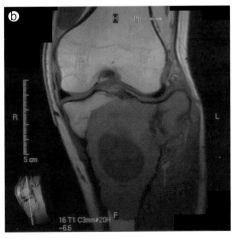
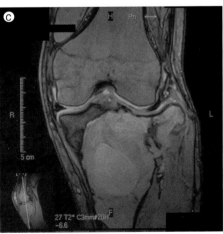

手术操作技术

1 病灶入路

入路与一般的骨肿瘤入路相同。但考虑到最终病理诊断若为恶性肿瘤须后续治疗，入路尽量不要影响下次手术的病灶显露。就是说，原则上，显露骨骼时，能通过一个软组织间室内进入，就不通过多个软组织间室进入；能通过软组织间隙进入，就不通过肌肉间进入。此外，不开放膝关节也十分重要。因此，如股骨远端病灶预定内侧皮质开窗，可在股骨内侧肌内进入，显露股骨内侧髁及股骨干远端。要熟知膝关节解剖，在膝关节近端注意不要打开髌上囊（**图1**）。

2 皮质骨开窗

GCT的病例，周围的皮质骨常常出现明显菲薄，为保持骨皮质的连续性并进入病灶，常常需要皮质骨开窗。

开窗方法就是用气动磨钻或克氏针做成多个数毫米小隧道，然后用骨凿或骨锯把小隧道连通。笔者常用后种方法（**图2**）。不过，在骨质非常菲薄时也可用尖刃刀开窗。

不论哪种开窗方法，为确保开窗范围充分，术前及术中都有必要应用X线透视，尤其要确认好病灶长轴方向的病变范围。

同时要尽可能考虑到骨强度问题，特别是开窗部幅度不要过宽，但为使肿瘤刮除充分，开窗幅度也必须充分，可允许达到骨周径的1/3程度（**图3**）。

图1　股骨远端病灶的入路

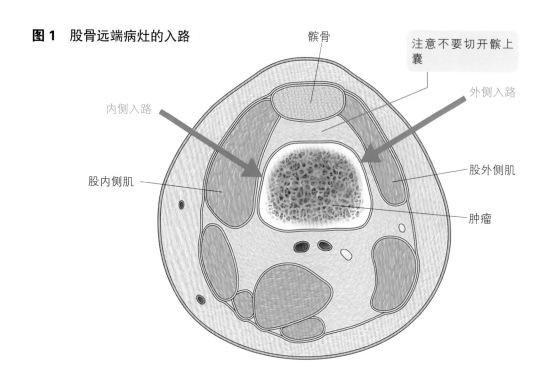

髌骨

注意不要切开髌上囊

内侧入路

外侧入路

股内侧肌

股外侧肌

肿瘤

图 2 胫骨近端开窗

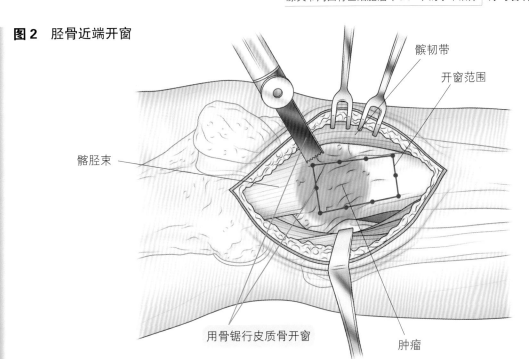

髌韧带

开窗范围

髂胫束

用骨锯行皮质骨开窗

肿瘤

图 3 胫骨近端开窗范围

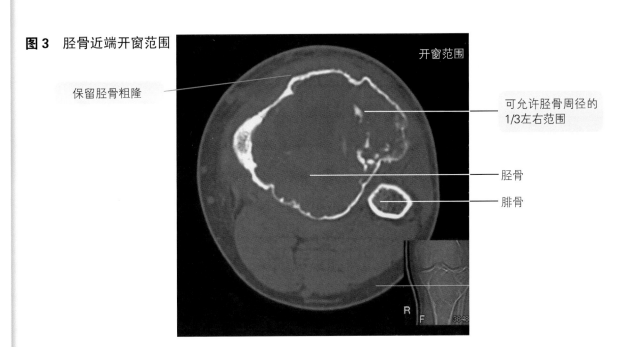

保留胫骨粗隆

开窗范围

可允许胫骨周径的 1/3 左右范围

胫骨

腓骨

图4 股骨远端髁部开窗

开窗范围　　　　　肿瘤

通过增加病灶近端正常皮质骨开窗范围以确保视野清晰

手术技巧及注意事项 ··

　　股骨远端髁部的开窗应该避免膝关节开放，所以最远端皮质骨开窗是较困难的。为确保视野清晰，可在病灶近端的正常皮质骨处增加开窗面积，以方便操作（**图4**）。

3 肿瘤组织刮除　重点

　　为防止肿瘤复发，彻底地刮除病灶是重中之重。通常，良性骨肿瘤刮除时可使用工具包括刮匙、髓核钳及咬骨钳等，而GCT病灶多较大，使用刮匙、髓核钳及咬骨钳等将肿瘤组织切碎取出过程中，存在肿瘤组织散布到软组织间隙内的危险，这也是术后软组织内肿瘤复发的原因。

　　笔者首先用大刮匙粗略地刮除肿瘤组织，然后，用尖锐的小刮匙细细地搔刮周围残存的肿瘤组织，同时用吸引器吸出肿瘤组织（**图5**）。肿瘤常残存的部位多在开窗部周围的骨内壁或间隔部，从而形成死角，骨壁间隔可应用气动磨钻切除。为保证充分视野，可用冷光源照射病灶使其明亮（**图6**）。直视下观察困难的病灶部位，可使用关节镜在病灶内壁各方向行全范围观察（**图7**），这也是很重要的步骤。

　　最后用气动磨钻磨削病灶内壁直到露出正常骨组织。先用金属头磨，后用钻石头磨。使用脊柱外科的长柄气动磨钻很方便操作。

手术技巧及注意事项 ··

　　在肿瘤刮除时使用钻石头钻的理由是，它可产生较高的摩擦热，对微观残存的肿瘤来说，可期待产生的摩擦热起到杀灭肿瘤细胞的效果。

　　彻底刮除病灶是十分重要的，因此，病灶刮除要花费足够时间。

　　术者不要局限在同一位置和同一视野，要从各个方向观察刮除。另外，包括助手在内的多个人，都要注意观察刮除是否彻底，边观察，边进行手术，这很重要。

图 5　肿瘤组织刮除

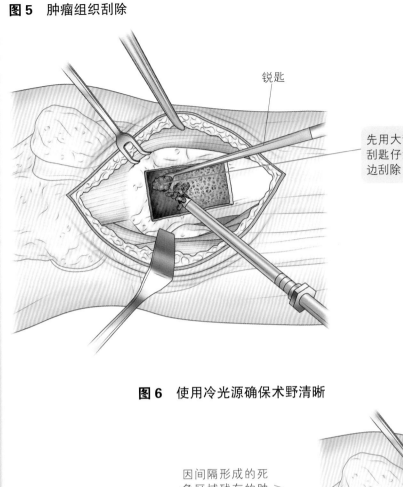

锐匙

先用大刮匙大致刮除肿瘤组织。再用小刮匙仔细刮除残存的肿瘤组织，边吸引边刮除

病灶内用冷光源照明，用气动磨钻切除间隔

图 6　使用冷光源确保术野清晰

因间隔形成的死角区域残存的肿瘤组织

冷光源

图 7　使用关节镜确保术野清晰

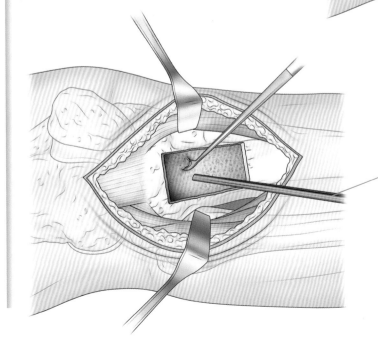

通过关节镜各方向观察病灶内壁全周

4 肿瘤刮除后的后续处置 重点

对细微残存的肿瘤细胞，期待杀灭肿瘤细胞，防止复发，可采用下述方法：液氮冷冻处理、乙醇或石碳酸等药物处理、氩激光烧灼处理等局部辅助治疗[4-6]。笔者常使用的是乙醇处理。因为使用的是浓度100%的乙醇，所以要注意防止乙醇外溢到周围组织造成组织损害。要确保开窗部朝向肢体正上方。可先用生理盐水注入刮除部位，确认不存在向周围渗漏情况后，吸出生理盐水，充分擦干病灶内壁，向内注入浓度100%的乙醇，留置5min（**图8**）。

吸出乙醇，用蒸馏水将病灶内壁冲洗干净，然后用生理盐水将整个术野冲洗干净。

> ### 手术技巧及注意事项
>
> 不只乙醇，蒸馏水也会给周围组织带来组织损害，为此，蒸馏水也仅限于病灶刮除后病灶内使用。

5 骨缺损部重建

GCT病灶多较大，病灶刮除后的骨缺损常需重建手术。作为重建术的骨填充物有：自体骨及同种异体骨的骨移植、羟基磷灰石、三磷酸钙、β-磷酸三钙（β-TCP）等人工骨辅助材料，以及骨水泥（PMMA）等。

上述骨填充材料各有千秋，术者可根据具体情况做出选择。笔者基本都采用骨水泥填充，其理由是，使用骨水泥可期待早期充分的骨强度，与骨移植及人工骨相比，可缩短不负重的时间。另外，有报道显示，骨水泥在硬化时可产生复合热，这种复合热有杀灭肿瘤细胞的效果，可降低肿瘤复发率[5,7,8]。然而，在软骨下骨缺损时，有可能出现骨水泥向关节内渗漏。这时，可用自体骨填充软骨下骨

图8 开窗部乙醇处理

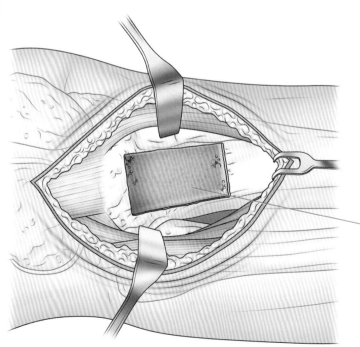

刮除部注满100%乙醇，留置5min

图9 应用骨水泥行骨缺损重建

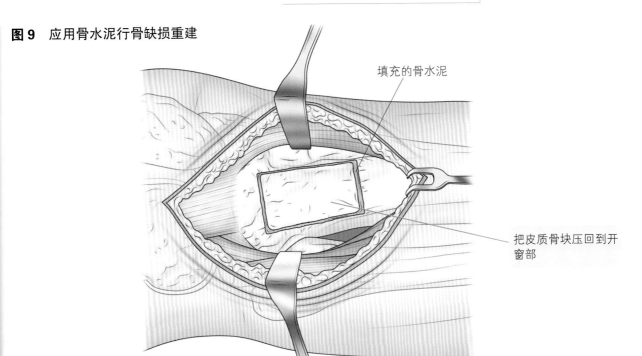

填充的骨水泥

把皮质骨块压回到开
窗部

缺损，在此基础上二次行骨水泥填充。另外，有报道显示，应用骨水泥填充
后，可能会出现频发骨关节炎情况，这点术前应向患者充分说明。皮质骨明
显菲薄的病例，担心术后可能出现骨折，骨移植及人工骨可与钢板内固定等
同时进行。使用骨水泥时不必并用内固定，其理由是，对于应用骨水泥不联
合采用内固定，术后担心存在骨折风险的这一类高度骨破坏的病例，本来就
不是肿瘤刮除术的良好适应证，而应选择肿瘤整块切除并行肿瘤型人工关节重
建手术。

手术技巧与注意事项

　　填充骨水泥时，期望出现聚合热杀灭肿瘤细胞的效果，所以骨水泥硬化时
不要用生理盐水冷却。另外，对开窗时摘下的皮质骨块充分刮除内壁，加乙醇
处理后保存好待用。
　　骨水泥硬化时膨胀，这时把开窗时摘下的皮质骨块压回到开窗部（**图9**），
借此可将骨水泥充分压贴在刮除后的内壁上。

6 关闭切口

　　骨水泥充分硬化后，再次用生理盐水冲洗切口，以确保软组织内无残留的
肿瘤组织。应用骨水泥时骨内出血不多，一般不用放置引流管。但是，术中出现
膝关节开放的情况或软骨下骨有缺损时，膝关节内应留置引流管。

【病例】具备手术适应证（术后）

术后7年的单纯X线片。未出现复发，胫骨近端内侧骨皮质出现肥厚，处于骨重塑期。未见明显的膝关节骨关节炎表现。

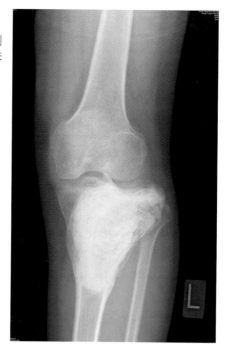

术后并发症及对策

与一般膝关节周围手术一样，要注意感染、深静脉血栓形成及骨折情况。出现膝关节水肿或血肿时，要及时穿刺排液。

术后康复疗法及随访

◆ 术后康复疗法

除了出现感染等并发症需要患肢制动外，其余都可以行早期膝关节活动度训练和肌力训练。

◆ 应用骨水泥病例的随访

术后数日到1周内膝关节用支具固定，股四头肌行等长肌肉训练。

术后数日到1周内如病情允许，解除膝关节支具固定，膝关节可开始行活动度训练。

术后1周起可部分负重，3~4周起可完全负重。

然而，术中发生骨折或术后骨折风险高者，可用石膏固定3~4周，其后部分负重。胫骨近端骨折者安装免负荷小腿行走支具，X线检查随访，8周后可完全负重。

◆ 应用骨移植及人工骨病例的随访

术后数日到1周内膝关节用支具固定，股四头肌行等长肌肉训练。

术后数日到1周内如病情允许，解除膝关节支具固定，膝关节可开始行活动度训练。

术后3~4周起可部分负重，8~10周起可完全负重。

然而，术中发生骨折或术后骨折风险高者，与应用骨水泥的病例一样，外固定3~4周，根据X线随访结果慎重开始负重行走。

◆ 其他随访资料

GCT是复发率较高的肿瘤，所以，每隔2~3个月就应行X线或CT及MRI检查了解肿瘤是否复发。复发多在术后2年左右。另外，GCT虽然说是良性肿瘤，但也有发生肺转移者，故也有行胸部X线或CT随访的必要。

应用骨水泥的病例，因有骨关节炎进展的风险，故推荐常规行膝关节X线检查。

目前尚无预防复发的有效辅助药物疗法。但有报道显示，骨吸收抑制剂双膦酸盐（disphosphonate）和抗RANKL抗体制剂地诺单抗（denosumab）对GCT有效。今后，这些辅助药物疗法也可能会成为GCT的标准治疗方法[9,10]。

●文献

[1] DORFMAN H D, CZERNIAK B. Giant-cell lesions // Bone tumors. Mosby, 1998：559-606.

[2] 日本整形外科学会 骨軟部腫瘍委員会. 骨巨細胞腫 // 整形外科・病理 悪性骨腫瘍取扱い規約. 金原出版，2000：116-119.

[3] SZENDRÖI M. Giant-cell tumour of bone. J Bone Joint Surg, 2004, 86-B：5-12.

[4] MALAWER M M, BICKELS J, et al. Cryosurgery in the treatment of giant cell tumor. A long-term followup study. Clin Orthop Relat Res, 1999, 359：176-188.

[5] GASTON C L, BHUMBRA R, et al. Does the addition of cement improve the rate of local recurrence after curettage of giant cell tumours in bone? J Bone Joint Surg, 2011, 93-B：1665-1669.

[6] ERRANI C, RUGGIERI P, et al. Giant cell tumor of the extremity：A review of 349 cases from a single institution. Cancer Treat Rev, 2010, 36：1-7.

[7] O'DONNELL R J, SPRINGFIELD D S, et al. Recurrence of giant-cell tumors of the long bones after curettage and packing with cement. J Bone Joint Surg, 1994, 76-A：1827-1833.

[8] VULT VON STEYERN F, BAUER H C, et al. Treatment of local recurrences of giant cell tumour in long bones after curettage and cementing. A Scandinavian Sarcoma Group study. J Bone Joint Surg, 2006, 88-B：531-535.

[9] TSE L F, WONG K C, et al. Bisphosphonates reduce local recurrence in extremity giant cell tumor of bone：a case-control study. Bone, 2008, 42：68-73.

[10] THOMAS D, HENSHAW R, et al. Denosumab in patients with giant-cell tumour of bone：an open-label, phase 2 study. Lancet Oncol, 2010, 11：275-280.